·肿瘤细化护理丛书·　　总主编　周染云

妇科肿瘤细化护理

主　编　李　丹　秦海峰

U0262395

科 学 出 版 社

北 京

内 容 简 介

　　本书以问答的形式介绍了妇科肿瘤疾病的相关知识。包括妇科肿瘤疾病的基础知识、手术治疗、化学药物治疗、放射治疗、靶向药物治疗等内容，以及常见症状、不良反应的护理。

　　本书内容丰富、条理清晰、言简意明、实用性强，可供临床护理人员业务学习、提高护理质量阅读参考。

图书在版编目（CIP）数据

　　妇科肿瘤细化护理 / 李丹，秦海峰主编. —北京：科学出版社，2019.1
　　（肿瘤细化护理丛书 / 周染云主编）
　　ISBN 978-7-03-059353-5

　　Ⅰ. ①妇… Ⅱ. ①李… ②秦… Ⅲ. ①妇科病 – 肿瘤 – 护理 – 问题解答 Ⅳ. ①R473.73-44

　　中国版本图书馆 CIP 数据核字（2018）第 247290 号

责任编辑：李　玫/责任校对：张林红
责任印制：李　彤/封面设计：吴朝洪

科 学 出 版 社 出版
北京东黄城根北街 16 号
邮政编码：100717
http://www.sciencep.com

涿州市京南印刷厂印刷
科学出版社发行　各地新华书店经销

*

2019 年 1 月第 一 版　　开本：720×1000　1/16
2020 年 1 月第三次印刷　　印张：7 1/2
字数：135 000

定价：38.00 元
（如有印装质量问题，我社负责调换）

《妇科肿瘤细化护理》
编写人员

主　编　李　丹　秦海峰
副主编　任丽媛　吴　琼　姜　铮　孟祥颖
编　者　（以姓氏笔画为序）

马　宇　马慧珍　王　安　王军良

朱　静　任丽媛　齐红莹　李　丹

吴　琼　张亚茹　张晓玲　张雪琴

张景云　孟祥颖　姜　铮　姜晓雪

秦海峰　郭　颖

肿瘤护理是一门多学科的综合学科，肿瘤护理专业与生理学、病理学、护理学、心理学及基础医学等息息相关。如何提高患者的生活质量？如何帮助患者树立战胜疾病的信心？如何开展肿瘤患者的延续性护理？解放军第三〇七医院的护理人员带着思考、怀着渴望，在临床护理工作中不断地学习，不停地探索、实践。

肿瘤的细化护理并非是全新的理论，而是在优质护理服务和整体护理基础上的扩展和延续。细化护理不仅要突出细节更要注重精细，更多的人文关怀要体现在护理细节中，是精细化护理管理实践环节的延伸，是通过系统化和细化，以及坚持规范化、标准化、精细化和数据化的原则，使患者身心护理的各个环节得以精确、高效、协同和持续地运行。

南丁格尔是这样评价护理工作的："护士必须要有同情心和一双愿意工作的手。因此，肿瘤患者的细化护理并不是如何艰难和深奥的问题，而是如何俯下身来、埋下头去，从基础学起，从起点抓起。"肿瘤患者的细化护理在解放军第三〇七医院护理工作中得到充分体现，护理工作责任更加具体化，目标更加明确，突出了护理工作的重点，护理缺陷降到最低，护理质量明显提高，也得到了患者的一致好评，这些宝贵的经验值得推广应用。

该书结合国内外最新资料和作者们丰富的临床护理经验，编排合理有序、阐述重点突出、内容丰富翔实，做法可行有效，对肿瘤患者及其他患者的护理具有较强的启迪作用和参考价值，若能让这些宝贵的经验在业内同行当中有效地推行开来，一定是非常有意义的。

解放军第三〇七医院院长
2017年6月12日

随着我国社会经济的快速发展，居民生活水平、饮食结构与环境状况等发生了一系列的变化，尤其是人口城市化、老龄化和生活方式的改变等诸多因素，导致居民健康行为和疾病模式也发生了改变。除心血管疾病之外，恶性肿瘤已经成为威胁人们健康的另一大杀手，更令人担忧的是，癌症发病的年轻化趋势越来越明显。

虽然我们在基础、转化和临床方面的研究，以及公共教育、医疗保健等方面付出了很多努力，但是恶性肿瘤仍是世界范围内疾病的首要死亡原因。因此，更好地总结治疗和护理恶性肿瘤患者方面的临床经验，将对肿瘤患者的护理和提高肿瘤预防、治疗的认知有着深远的积极影响。

随着医学模式的改变，对肿瘤患者的护理已不仅仅局限于对身体状况的护理，而是扩展到心理护理及帮助肿瘤患者重新适应社会等方面。这就要求临床护理人员不但要掌握有关的医学知识，还要学习心理学、社会医学、营养学等方面的知识，以便更好地为患者服务，体现综合护理的优越性，提高患者生存质量。

《肿瘤细化护理丛书》共5册，分别为《肺部肿瘤细化护理》《乳腺肿瘤细化护理》《消化道肿瘤细化护理》《妇科肿瘤细化护理》《肿瘤微创治疗细化护理》。以问答的形式简明扼要地阐述了肿瘤的基础知识、肿瘤外科治疗、化学药物治疗、放射治疗、靶向治疗、微创、热疗、疼痛等方面的护理内容，使临床护士能更好地掌握患者病情变化及出现的并发症的护理方法，提高护理质量。

解放军第三〇七医院护理部

2017年3月

目录
Contents

第一章

妇科基础知识

女性生殖系统是指什么？

女性生殖系统包括内、外生殖器官及其相关组织。内生殖器，包括阴道、子宫、输卵管及卵巢，后两者常被称为子宫附件。外生殖器又称外阴，是指生殖器官的外露部分，包括阴阜、大阴唇、小阴唇、阴蒂、阴道前庭。

女性内生殖器官包括哪些？

女性内生殖器包括阴道、子宫、输卵管及卵巢，后两者称为附件。

1. 阴道为性交器官、月经血排出及胎儿娩出的通道，位于骨盆下部中央，呈上宽下窄的管道，前壁长 7～9 厘米，与膀胱和尿道相邻，后壁长 10～12 厘米，与直肠贴近。阴道上端包围宫颈，环绕宫颈周围的部分称阴道穹窿。按其位置分为前、后、左、右 4 部分，其中后穹窿最深，与直肠子宫陷凹紧密相邻，为盆腔最低部位，临床上可经此处穿刺或引流。阴道下端开口于前庭后部。阴道壁由黏膜、肌层和纤维组织膜构成，有很多横纹皱襞，故有较大伸展性。阴道黏膜呈淡红色，由复层鳞状上皮细胞覆盖，无腺体。阴道肌层由两层平滑肌纤维构成，外层纵行，内层环行，在肌层的外面有一层纤维组织膜，含较多弹性纤维及少量平滑肌纤维。阴道黏膜受性激素影响有周期性变化。幼女及绝经后妇女的阴道黏膜上皮非常薄，皱襞少，伸展性小，易创伤、易出血。阴道壁因富有静脉丛，故局部受损伤后出血量多或形成血肿。

2. 子宫是壁厚、腔小、以肌肉为主的器官，腔内覆盖黏膜称子宫内膜，青春期后受性激素影响发生周期性改变并产生月经；妊娠期孕育胎儿。形态：成人的子宫为前后略扁的倒置梨形，重 50 毫克，长 7～8 厘米，宽 4～5 厘米，厚 2～3 厘米，宫腔容量 5 毫升。子宫上部较宽为宫体，其上部隆突部分为宫底，两侧为宫角，子宫下部呈圆柱形为子宫颈。宫腔上宽下窄，子宫体与子宫颈间最狭窄处为峡部，在非妊娠期长 1 厘米，其上端形态上较为狭窄，成为解剖学内口；其下端为子宫内膜组织向子宫颈黏膜转化的部位，故称为组织学内口。子宫颈管长 2.5～3 厘米，下端为子宫颈外口。子宫颈下端伸入阴道内的部分叫子宫颈阴道部，阴道以上的部分叫子宫颈阴道上部。未产妇的子宫颈外口呈圆形，经产妇的子宫颈外口受分娩影响而形成横裂。子宫的正常位置呈轻度前倾前屈位，主要靠子宫韧带及骨盆底肌和筋膜的支托作用。子宫韧带共有 4 对：圆韧带、阔韧带、主韧带及子宫骶韧带。若上述韧带、骨盆底肌和筋膜薄弱或受损伤，可导致子宫位置异常，形成不同程度的盆腔脏器脱垂。

3. 输卵管为卵子与精子相遇的场所，也是向宫腔运送受精卵的管道，为一对细长而弯曲的管，位于子宫阔韧带的上缘内，内侧与宫角相连通，外端游离，与卵巢接近。全长 8～14 厘米。根据输卵管的形态由内向外可分为 4 部分，间质部、峡部、壶腹部和伞部。输卵管壁由 3 层构成：外层为浆膜层，中层为平滑肌层，内层为黏膜层。内层富含纤毛细胞，其纤毛摆动有助于运送卵子。

4. 卵巢为一对扁椭圆形的性腺，具有生殖和内分泌功能，产生和排出卵细胞，以及分泌性激素，青春期前，卵巢表面光滑；青春期开始排卵后，表面逐渐凹凸不平；成年妇女的卵巢约 4 厘米×3 厘米×1 厘米大小，重 5～6 毫克，呈灰白色；绝经后卵巢萎缩变小、变硬。卵巢外侧以骨盆漏斗韧带连于骨盆壁，内侧以卵巢固有韧带与子宫连接。卵巢表面无腹膜，卵巢组织分皮质与髓质两部分。皮质在外层，含有原始卵泡（又称始基卵泡）及致密结缔组织；髓质在中心，无卵泡，含疏松结缔组织及丰富的血管、神经、淋巴管及少量与卵巢悬韧带相连续、对卵巢运动有作用的平滑肌纤维。

女性外生殖器包括哪些？

女性外生殖器是指生殖器官外露的部分，又称外阴，系指耻骨联合至会阴和两股内侧之间的组织。

1. 阴阜位于耻骨联合前面，皮下有丰富的脂肪组织　青春期开始，其上的皮肤开始生长卷曲的阴毛，是第二性征之一。

2. 大阴唇为外阴两侧一对隆起的皮肤皱襞　其前接阴阜，后达会阴。大阴唇皮下富含脂肪组织和静脉丛等，局部受伤后易形成血肿。

3. 小阴唇位于大阴唇内侧　为一对纵形皮肤皱襞，表面湿润，酷似黏膜，色褐、无毛，富含神经末梢，故极敏感。

4. 阴蒂位于小阴唇前端　为海绵体组织，阴蒂头富含神经末梢，极为敏感。

5. 阴道前庭为两小阴唇之间的菱形区域　前庭的前方有尿道口，后方有阴道口。尿道口位于阴蒂与阴道口之间，为一不规则的椭圆形小孔。尿道口后壁两旁有一对腺体，称尿道旁腺，常为细菌潜伏之处。前庭大腺又称巴氏腺。位于大阴唇后部，是阴道口两侧的腺体。大似黄豆；腺管细长为 1～2 厘米，开口于小阴唇与处女膜之间的沟内。性兴奋时分泌黄白色黏液起润滑作用。正常情况检查时不能触及此腺。若因感染腺管口闭塞，形成脓肿或囊肿，则能看到或触及。前庭球又称球海绵体，位于前唇两侧由具有勃起性的静脉丛组成，表面覆盖有球海绵体肌。阴道口位于尿道口下方，阴道口上覆有一层薄膜，称为处女膜。膜中央有一开口，月经期经血由此流出。

患妇科肿瘤通常有哪些临床表现？

妇科肿瘤分为良性和恶性，良性和恶性肿瘤都有囊性和实性之分。常见的妇科肿瘤有外阴肿瘤、阴道肿瘤、子宫肿瘤、卵巢肿瘤和输卵管肿瘤。以子宫及卵巢肿瘤多见，外阴及输卵管肿瘤少见。

1. 阴道出血与正常月经区别　阴道出血常表现为月经量增多，月经期延长，不规则的出血，或排出血水，血的颜色发生改变。

2. 白带改变　正常白带为白色糊状或蛋清样，清亮、无味、量少。当白带量增多，颜色发生改变，如脓样、血样及水样、有异味，应及时到医院进行检查。

3. 下腹部出现肿块　通过盆腔检查，可以触及增大的子宫及肿块。肿块过大则可在腹部触摸到，可能有囊性感，也可有实性感，软硬程度不同。

4. 下腹痛多为妇科疾病引起　肿瘤可以引起下腹痛，如肿瘤蒂扭转、破裂、发生炎症、出血，出现腹水等，均可出现不同程度的下腹痛，增大的肿瘤可以压迫肛门，有坠胀感。

5. 大、小便改变　肿瘤压迫或侵袭可引起尿闭、尿频、血便甚至尿瘘或粪瘘。这些都是妇科肿瘤常见的症状，无论出现哪些症状，或轻或重，都要及时到医院检查，通过盆腔检查及各种不同的辅助检查基本可以判断。

出现哪些妇科症状应多加注意？

1. 肿物　可能生长在生殖器官的任何部位，通常是患者本人偶然发现。这些肿物即使无任何症状，也是一种正常现象。

2. 阴道异常分泌物　正常情况下，子宫内膜、子宫颈内膜的分泌物及阴道渗出物形成白带，一般量不多，并随月经周期发生变化。当女性生殖道发生肿瘤，肿瘤出现坏死、破溃，可出现水样、血性和米汤样白带，如合并有感染，可有臭味。白带异常可能是宫颈癌、子宫内膜癌或输卵管癌的表现。

3. 月经改变　当子宫生长肿瘤如子宫肌瘤、子宫内膜癌、子宫肉瘤、绒毛膜癌时，可出现月经的异常，包括月经量过多，周期紊乱失去规律，月经持续时间延长，淋漓出血等。卵巢的某些肿瘤如颗粒细胞瘤、卵泡膜细胞瘤能分泌雌性激素，干扰月经周期，引起月经异常。

4. 绝经后出血 在闭经的第一年内，有时会偶有阴道出血。如停经 1 年以上又出现阴道出血则称为绝经后出血。绝经后出血原因很多，大多数情况下是由良性疾病引起的，但不可忽视宫颈癌、子宫内膜癌的可能，虽然有时出血量并不多。

5. 腹痛 卵巢肿物扭转、破裂或感染，子宫黏膜下肌瘤自子宫口脱出或肌瘤变性，都可引起较剧烈的下腹痛。

6. 饮食及大、小便改变 卵巢癌的最初表现可能仅有腹胀、食欲缺乏及消化道症状。肿瘤压迫或侵犯膀胱时，直肠可引起尿频、排尿困难，大便干燥等。当出现上述症状时，患者应及时就诊，不可因症状轻、能忍受而消极观察以致贻误治疗。但也要了解上述症状并非肿瘤所特有，大多良性疾病也可引起。

患妇科肿瘤的个体因素有哪些？

1. 精神因素 精神创伤、心理失衡、紧张、抑郁、暴躁等，可降低机体免疫力，使胸腺、淋巴结功能下降，能强化致癌因素，使本来被抑制的癌细胞活跃增殖。

2. 年龄 良性肿瘤一般 30 岁为高峰，恶性肿瘤以 50 岁为高峰。

3. 解剖、组织、胚胎因素 卵巢、子宫以良性肿瘤居多，而输卵管肿瘤则多为恶性。

4. 月经及内源性性激素 雌激素致癌主要在于雌酮的作用。

5. 孕产史 42%的子宫肌瘤患者、24%～69%的子宫内膜癌患者有不孕史。

6. 肥胖 脂肪可储存雌激素，减缓其代谢，过量的脂肪可能变为雌酮和甲基胆蒽。体重超标 15%，患子宫内膜癌危险性较常人增高 3 倍。

7. 机体各种功能 机体免疫功能有抗肿瘤的作用。机体还可通过基因调控促使癌细胞凋亡，还可有旁观者效应。

8. 血型 在卵巢癌患者中，O 型血占 40%，A 型血占 44%。

9. 其他疾病 如宫颈炎患者宫颈癌发病率较正常人高 10～20 倍。

患妇科肿瘤的感染因素有哪些？

1. 人乳头瘤病毒（HPV） 目前已发现有百余种亚型，其中 35 种可引起生殖道感染。在宫颈癌中 HPV 检出率可达 99.8%，在外阴癌、卵巢癌中检出率也非常高。

2. 单纯疱疹病毒-2 在宫颈癌患者中，单纯疱疹病毒-2 抗体阳性者为 83%，在宫颈炎中 52% 为阳性，在正常子宫颈中仅有 30% 为阳性。

3. 其他病毒　人免疫缺陷病毒、人巨细胞病毒、风疹病毒、EB 病毒等，均可致癌。

4. 其他感染　如黄曲霉毒素衍生物可致卵巢癌。

常见的治疗妇科肿瘤的方法有哪些？

1. 宫、腹腔镜治疗　适宜 7 厘米左右的各种妇科肿瘤，仅需在腹部开 3 个 5 毫米左右的小孔，手术全程可视，保全子宫与生育，不留瘢痕、不开刀、恢复快、手术无季节限制，3～4 天即可出院。该方法还可治疗异位妊娠、盆腔粘连、子宫内膜异位症，卵巢子宫内膜异位囊肿、卵巢良性畸胎瘤、各种良性卵巢囊肿、输卵管绝育、输卵管复通、多囊卵巢综合征、子宫肌瘤剔除、子宫切除等。

2. 射频消融术　适合直径 4 厘米以下的肌壁间黏膜下肌瘤，是一种创伤小的治疗方式，可保留患者的生育能力。痛苦小、恢复快、无须住院且能保留患者生殖系统的完整性。

3. 传统开腹术　彻底去除肌瘤，适宜各种子宫肌瘤且无手术禁忌，以及无生育要求的患者。

4. 化学药物治疗　主要指细胞毒药物治疗，还包括靶向药物治疗、内分泌治疗、生物治疗及基因治疗等。

5. 放射治疗　是利用放射线治疗肿瘤的一种局部治疗方法。放射线包括放射性核素产生的 α、β、γ 射线和各类 X 射线治疗机或加速器产生的 X 射线、电子线、质子束及其他粒子束等。

子宫肌瘤的自我检查方法有哪些？

1. 观察出血　即阴道出血，为子宫肌瘤常见的症状，表现为月经不调，月经量增多，月经期延长，不规则阴道出血等，严重的甚至出现贫血症状。

2. 观察白带　黏膜下子宫肌瘤常引起白带增多，可呈脓血样，伴有臭味。

3. 自摸肿块　清晨，空腹排完大、小便，平卧于床，略弯双膝，放松腹部，自己用双手在下腹部按压，由轻浅到重深，如有肿物是可以发现的。

4. 感觉疼痛　腰背酸痛、下腹坠胀等症状，肌瘤蒂发生扭转或肌瘤红色变性及恶变时，可出现剧烈腹痛。

5. 压迫症状　因为肌瘤压迫膀胱可出现尿频、排尿障碍，压迫直肠可致便秘、大便不畅等症状。

对妇科肿瘤患者饮食的建议有哪些？

1. 少吃油脂类食物 尽量避免使用含有雌激素的药物，禁止滥用避孕药及含雌激素的美容用品，不吃用雌激素喂养的鸡、牛肉。宜常吃海带，有消除疼痛、缩小肿块的作用，多吃橘子、橘饼、牡蛎等行气散结之品，忌食生冷和辛辣刺激性的食物。

2. 保持适宜的体重 人群的平均体质指数（BMI）=体重（千克）/身高^2（米），在整个成年阶段 BMI 保持在 21～25，而个体的 BMI 为 18.5～25，避免体重过低或过高，并将整个成人期的体重增加限制在 5 千克之内。

3. 坚持体力活动 如果从事轻或中等体力活动的职业，则每天应进行约 1 小时的快步走或类似的运动，每周至少安排 1 小时的运动。

4. 鼓励全年多吃蔬菜和水果 使其提供的热量达到总能量的 7%，每日达 400～800 毫克。

5. 选用富含淀粉和蛋白质的植物性主食 应占总能量的 45%～60%，精制糖提供的总能量应限制在 10 %以内。个体每日摄入的淀粉类食物应达到 600 ～ 800 毫克，还应尽量食用粗粮。

6. 不要过度饮酒 如果要饮酒，男性应限制在 2 杯，女性在 1 杯以内（1 杯的定义是啤酒 250 毫升，葡萄酒 100 毫升，白酒 25 毫升），孕妇、儿童及青少年忌饮酒。

7. 肉类食品 瘦肉（指牛、羊、猪肉及其制品）的摄入量应低于总能量的 10%，每日应少于 80 毫克，最好选择鱼、禽类或家养动物的肉类为好。

8. 总脂肪和油类提供的能量应占总能量的 15%～30% 限制脂肪含量较多特别是动物性脂肪较多的食物，植物油也应适量，且应选择含单不饱和脂肪并且氧化程度较低的植物油。

9. 限制食盐 成人每日从各种来源摄入的食盐不应超过 6 毫克，其中包括腌制的各种食品。

10. 尽量减少真菌对食品的污染 应避免食用受真菌毒素污染或在室温下长期储藏的食物。

11. 食品储存 易腐败的食品在购买时和在家中都应冷藏或用其他适当方法保存。

12. 营养补充剂 补充剂并不能减少癌症的危险性，大多数人应从饮食中获取各种营养成分，而不用营养补充剂。

13. 食物的制备和烹调 在吃肉和鱼时用较低的温度烹调，不要食用烧焦的肉和鱼，也不要经常食用炙烤、熏制和烟熏的肉和鱼。

妇科肿瘤的预防要注意哪些？

1. 提倡晚婚晚育　有研究显示，20 岁以前结婚或发生性行为者，患宫颈癌比例比其他妇女高 2 倍。

2. 防止不洁性生活　研究显示，性生活紊乱者宫颈癌的发生危险性高 2～3 倍。

3. 治愈慢性妇科疾病　子宫颈慢性炎症、糜烂、白斑、滴虫和真菌感染都可能诱发宫颈癌。

4. 定期检查　要定期进行妇科检查，尤其是 45 岁以上的妇女每年应做一次妇科检查和宫颈刮片。

5. 饮食结构调整　在饮食中少食含饱和脂肪酸的食物，多食蔬菜对预防卵巢癌有利。

6. 口服避孕药　可减少卵巢癌的发生风险。

妇科肿瘤患者随诊的目的是什么？

随诊的目的是为了及时发现肿瘤是否复发及转移，第二肿瘤及治疗所导致的副作用以及进行康复指导。检查及时诊断复发并不容易，但仍坚持随诊并确定随诊间隔时间，低度危险与高度危险肿瘤行随诊的情况见表 1-1。通常妇科恶性肿瘤患者在治疗后第 1 年内每 3 个月检查 1 次，第 2～3 年每 3～6 个月做 1 次检查，从第 4 年起半年检查 1 次，直至 1 年检查 1 次。使用细胞毒性药物治疗即首次治疗为化学药物治疗的患者，根据化学药物治疗所致的副作用做短期随诊。

表 1-1　妇科恶性肿瘤治疗后根据肿瘤恶性程度随诊观察

低度恶性	高度恶性
分期相关	
初期癌	II～III 期
I 期无淋巴结转移	淋巴结转移（+）
（例外：卵巢癌）	侵入淋巴管
癌类型相关	
宫颈癌无淋巴结转移	卵巢癌，全身转移
G1 期宫体癌	G3 期
外阴癌，无淋巴结转移	
结果	
缓解期长	缓解期短

如出现可疑情况（CEA 升高、BSG 升高、体重降低），则为高度恶性

第二章

外 阴 癌

什么是外阴癌？

外阴癌是外阴的恶性肿瘤，并不太少见，约为全身恶性肿瘤的 1%，占女性生殖道恶性肿瘤的 5%。其中以原发性鳞状上皮癌为主，继发性恶性肿瘤少见。最常发生在大阴唇，其次是小阴唇、阴道前庭及阴蒂等处。首先出现局部结节或肿块，并逐渐增大、坏死、破溃及感染，分泌物增多，伴有瘙痒疼痛感。肿物可呈乳头状或菜花样，并可迅速扩大，累及肛门、直肠和膀胱等。外阴癌主要发生在绝经后妇女，多数大于 60 岁。

1. 早期症状 外阴部疼痛是早期症状之一。如果合并有外阴萎缩症，可有痒感。多数患者感觉到外阴部有肿瘤不舒服而来就诊。癌瘤长大，形成溃疡，则可出现分泌物增多或出血。如被尿或粪便污染则感觉剧痛。

2. 临床表现 外阴瘙痒和疼痛是外阴癌的常见症状，病程一般较长，常同时伴有外阴白色病变或糜烂。病灶最常发生在大小阴唇、阴蒂、会阴体等，可表现为局部结节或溃疡，经久不愈，晚期患者还有脓性或血性分泌物增多、尿痛等不适。

3. 分期 外阴癌的分期采用常用的 TNM 分期，即（T）基于肿瘤大小、（N）是否转移到淋巴结、（M）是否发生远端转移来进行分期。最终的诊断取决于手术标本（外阴和淋巴结）的全面组织学评估。分期反映了外阴癌的进展，一般来说，外阴癌会首先扩展到邻近器官，如阴道、尿道和肛门，随后从淋巴结转移到相近的其他淋巴结，如从腹股沟到股骨、盆腔淋巴结，最后扩散到远端器官，如肝脏、肺等。

什么是外阴癌前病变？

外阴癌前病变又称为外阴上皮内瘤变，外阴上皮内瘤变有一定的恶变潜能，发展为外阴鳞状细胞癌的概率为 15%～25%。因此一旦确诊，应积极进行治疗，其中，高等级病变的首选治疗方式为局部手术切除。

外阴癌的具体分期如何？

外阴癌 Ⅰ 期和 Ⅱ 期患者长期存活率达 80%～90%，Ⅲ期为 60%，Ⅳ期为 15%。

0 期：原位癌。

Ⅰ 期：癌局限于外阴，直径≤2 厘米，腹股沟淋巴结无可疑转移。

Ⅱ 期：癌局限于外阴，直径>2 厘米，腹股沟淋巴结无可疑转移。

Ⅲ 期：癌超越外阴，腹股沟淋巴结无可疑转移，或癌仍局限于外阴但腹股沟淋巴结有可疑转移。

Ⅳ 期：①不论原发肿瘤大小，腹股沟淋巴结已有转移；②侵犯膀胱、直肠、尿道或累及骨骼；③远处或盆腔深部转移。

外阴癌的检查方法有哪些？

1. 大体观察

（1）鳞状上皮癌可以表现为单纯性溃疡，白色病变，皮下肿块或息肉样病变，早期表皮的上皮脚向间质浸润，逐渐形成皮下结节，此结节也可破溃、变小，而误诊为炎症，晚期发展成为菜花样赘生或溃疡。

（2）波文病表现为暗红色粗糙斑，边界清楚而不规则，表面有结痂，去痂后见到肉芽组织和渗出面，佩吉特病的病变呈湿疹样变化，呈红色，略凸起，伴有白色病变或小颗粒，有时见浅溃疡形成和结痂。

2. 镜检

（1）鳞状上皮癌，多数分化良好，常有上皮珠形成或角化的现象；但阴蒂或前庭部分化较差，此外在邻近的正常组织也可见到核酸合成障碍，说明在治疗外阴癌时有必要切除整个外阴。

（2）波文病，有表皮过度角化，角化不全，棘层增生，细胞排列紊乱，核染色深而有异形，表皮的基底膜完整，表皮深处可有典型的佩吉特细胞，这种细胞体积大，呈圆形、卵圆形或多边形，胞质空而透亮，表皮的基底膜完整，但肿瘤细胞累及范围常超过肉眼所见病灶边缘以外，诊断佩吉特病须注意有无上皮下的汗腺癌。

（3）腺癌，有腺体增生，上皮呈多层，排列紊乱，核染色深且有异形。

外阴癌诊断的依据有哪些？

主要依据临床症状及活体组织病理切片检查，对外阴的病变应做详细的观

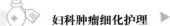

察，如发现经久不愈的溃疡，丘疹样疣，或白色病变经治疗效果不明显时，应采取活体组织检查，除极早期类似良性病变而难以确诊外，一般诊断均无困难，但应与乳头瘤、外阴结核、增生型营养不良、基底细胞癌、佩吉特病等相鉴别，活检为唯一可靠的鉴别方法，在甲苯胺蓝染色后的不脱色区处取活检，可获得较准确的诊断结果，必要时还需多次，多处活检方能最后确诊。

外阴癌手术治疗适应证、禁忌证有哪些？

1. 适应证　对于早期外阴癌（Ⅰ期或Ⅱ期），应进行手术切除，包括一些辅助治疗。对于晚期外阴癌（Ⅲ期或Ⅳa期），手术治疗是首选，未进行手术治疗的患者应进行基础放射治疗及化学药物治疗。

2. 禁忌证
（1）由于全身状况或局部情况不宜进行手术者。
（2）外阴癌病灶伴严重感染者。
（3）外阴癌已浸润破坏耻骨者。
（4）外阴癌伴全身转移或复发癌患者。
（5）心、肝、肺、肾等功能受损者。

外阴癌的预后如何？

外阴癌的平均5年生存率为75%，临床分期越早、病灶越小、淋巴结转移越少，患者的预后越好。因此，积极治疗癌前病变，及早发现外阴癌，是改善外阴癌患者预后的关键措施。

如何早期发现外阴癌？

建议女性定时对外阴进行自我检查或到医院体检。对于慢性外阴瘙痒治疗效果不佳、溃疡长期存在或反复发作的患者，应早期活检进行病理检查。既往有外阴上皮内瘤变或外阴癌病史的患者，以及外阴局部皮肤增厚或过度角化的患者，应转诊至外阴专科门诊治疗或随访。

外阴癌的典型症状、体征有哪些？

1. 典型症状　尿频、尿痛、排尿烧灼感和排尿困难。晚期者表现为溃疡或不规则的乳头状或菜花样肿块，病变部位常有脓血性分泌物。病灶还可扩大累及肛门、直肠和膀胱，一侧或双侧腹股沟可触及质硬且固定不活动的肿大淋巴结。确诊外阴癌要靠取活体组织进行病理检查。因此，长期外阴结节、外阴瘙痒要及时就诊，对久治不愈的外阴溃疡要重视。通过检查仍不能排除外阴癌者，要及时取病灶活组织检查。组织学所见大多数为鳞状上皮细胞癌，少见的可有腺癌及恶性黑素瘤。

2. 体征 约 2/3 的患者病灶发生在大阴唇，1/3 发生在小阴唇、阴蒂或后联合等处。大多数见于外阴前半部和外侧，发生在会阴部和大阴唇内侧者较少。早期病灶为局部出现丘疹、结节或小溃疡，可能伴有外阴白色病变，晚期表现为典型的溃烂肿块或不规则的乳头样肿瘤，一侧或双侧腹股沟处淋巴结增大、质硬而固定。

外阴癌的术前准备有哪些？

1. 一般护理 协助患者完善术前各项检查，如肝功能、血常规、血型、出凝血试验、心电图、X 线胸片等，控制危险症状，以排除手术及麻醉禁忌证，保证患者耐受手术治疗。同时应备好负压吸引、压力绷带、红外线照射装置等。

2. 外阴及肠道准备 首先要保持外阴清洁卫生，术前 3 天用 1：5000 的高锰酸钾坐浴，每天 2 次，每次 30 分钟。术前 1 天进半流饮食，并给予恒康正清 2 盒冲水服用以清洁肠道，防止术中排便及术后过早排便而污染伤口。术前晚给予地西泮（安定）5 毫克口服，保证睡眠。

3. 手术野准备 会阴部皮肤细嫩，备皮时谨防刀片划伤皮肤。备皮范围：上至剑突下至大腿上 1/3，两侧至腋中线，包括整个会阴部，清洗脐部。

4. 术前训练 训练患者床上大、小便。因术后外阴及双侧腹股沟创面大，切口愈合处张力较高，患者约 1 周时间不能下床，所以术前需训练患者习惯床上用便盆进行大、小便，以及床上翻身、深呼吸等方法。

5. 参加病区术前讨论 熟悉患者手术的操作规程和要求，了解患者病情及术后可能出现的并发症。

6. 饮食 手术前一周不应进食多纤维素的食物，因为外阴癌术后尽量 1 周内不解大便，尽量减少接近肛门口的伤口污染，手术前两天宜进食流质饮食，以减少肠道积粪。

外阴癌有哪些转移途径？

外阴癌的转移以局部蔓延和淋巴结转移为主，血行播散罕见，仅发生于晚期。

1. 直接浸润 癌组织可沿皮肤及邻近黏膜直接浸润尿道、阴道、肛门。晚期时可侵犯直肠和膀胱等。

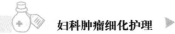

2. 淋巴转移　外阴淋巴管丰富，两侧互相交通成网，外阴鳞状细胞癌通常经淋巴管扩散。癌灶一般向同侧淋巴结转移，最初沿淋巴管转移至腹股沟浅淋巴结，再扩散至腹股沟深淋巴结，进入盆腔淋巴结，最终转移至腹主动脉旁淋巴结。

3. 血行播散　发生于晚期。

外阴癌手术范围包括哪些？

手术范围包括外阴广泛切除、腹股沟及盆腔淋巴结清扫术。外阴广泛切除时，其切缘必须距肿瘤 3 厘米，同时做皮下脂肪潜行切除，淋巴组织至外阴外侧达内收肌筋膜。

外阴癌的术中护理有哪些？

创造清洁舒适的手术环境，一般患者对手术室的环境均有一种陌生而恐惧的感觉，当患者进入手术室后，看到一个优雅、整洁、温馨的环境，通过感知能改善自身的生理功能，有利于生命力的发挥，并对手术成功增强了信心。术前访视的护士去接患者，以减轻患者紧张和焦虑的情绪，术中严密观察患者的生命体征，特别注意患者血压的变化。

怎样控制术后过早排便？

肠道功能恢复后，进食无渣流食，术后第 2 天开始给予口服复方樟脑酊 3 毫升，3 次/天，持续一周。术后 7～10 天可开始排便，大便干结者可使用开塞露，可增加含纤维素多的食物，每次便后可给予 1∶5000 的高锰酸钾溶液冲洗会阴。

术后注意事项有哪些？

1. 养成良好的生活习惯，戒烟酒　烟和酒是极酸的酸性物质，长期吸烟、喝酒的人，极易导致酸性体质。

2. 不要食用被污染的食物　如被污染的水、农作物、家禽鱼蛋、发霉的食品等，要吃一些绿色有机食品，防止病从口入。

3. 加强体育锻炼，增强体质　多在阳光下运动，多出汗可将体内酸性物质随汗液排出体外，避免形成酸性体质。

4. **饮食禁忌** 不要过多地吃咸而辣的食物，不吃过热、过冷、过期及变质的食物。年老体弱或有某种疾病遗传基因者酌情吃一些防癌食品和含碱量高的碱性食品，保持良好的精神状态。

外阴癌的术后护理有哪些？

1. **生命体征的监测** 术后回病房后取平卧位6～8小时，头偏向一侧，保持呼吸道通畅。密切观察患者的意识、心率、血压、呼吸情况。给予持续心电监护和低流量吸氧直到麻醉苏醒。术后第2天改为外展屈膝半坐卧位，双下肢外展屈膝，膝下垫一软枕，双腿呈截石位，有利于引流，减轻切口张力，有利于保持肢体功能位置，减轻切口疼痛。

2. **疼痛护理** 由于会阴部神经末梢丰富，术后切口均用大量的棉垫加压包扎，患者常常感到疼痛不适。所以为了保证患者术后舒适活动、休息，护理人员要给予充分理解，遵医嘱定时定量给予镇痛药。多与患者聊天或利用听轻音乐等方法分散患者的注意力，护理操作尽量集中进行，动作轻柔，让患者夜间有充分休息时间。

3. **伤口护理** 腹股沟伤口术后的并发症主要为伤口裂开、感染坏死，致使切口延期愈合。手术后伤口需加压包扎，术后当日双侧腹股沟切口分别用1千克沙袋压迫12小时，以防出血，密切观察切口有无渗血、渗液，敷料如有浸湿应及时更换，每日更换敷料2次。换药时严格遵守无菌操作规程。每日碘伏溶液清洗伤口，每日用热辐射烤灯距创面30厘米照射30分钟，以保持创面干燥及促进伤口愈合。密切观察切口渗血、渗液情况，保持无菌敷料干燥。局部组织红肿可用50%硫酸镁湿热敷。为预防阴道粘连，阴道内放置碘仿纱条，每日用碘伏棉球擦洗外阴，及时清除分泌物，尤其是尿管周围。臀部垫清洁中单，有污染及时更换，防止发生感染。

4. **引流管的护理** 两侧腹股沟淋巴结清除术后，难免会有淋巴液、组织液和一些渗血淤积在皮瓣下，所以手术后放置引流管，持续负压引流，能及时清除皮下的渗血、渗液，使皮肤与皮下组织紧贴，这是促进愈合、防止感染的关键措施之一。腹股沟引流管的末端接负压引流瓶持续吸引，能够及时有效地吸出积血、积液，防止皮下血肿，预防皮肤坏死及逆行感染。对于肥胖者，因皮下脂肪丰厚，分离皮片损伤相对较大，术后渗液较多，除加强负压吸引，使引流管通畅外，还应给予绷带包扎压迫1～2天。术后应密切观察引流液的颜色、量、气味并保持引流管通畅。通常术后引流量为300～500毫升。一般引流管保留72～96小时，根据吸出物的情况考虑是否拔除引流管。如发现引流量减少或切口周围肿胀，引流管粘连或血块堵塞，应及时通知医护人员处理。如果引流量多，色鲜红，提示有活动性出血。

5. 尿管的护理　保持尿管通畅并长期开放，观察尿液的颜色、量及性状。妥善固定，防止尿管阻塞、打折及脱出。一般尿袋集尿量 2/3 满时放尿，每 3 天更换尿袋 1 次，告知患者下床活动时，夹闭尿管并低于膀胱部位，预防尿液倒流引起泌尿系统感染。加强会阴部护理，每日用碘伏溶液擦洗外阴 2 次，严格无菌操作。

6. 排便护理　术后过早排便，使腹压增加，导致创口压力增大，容易使创面造成污染。因此，为了防止过早排便，术后嘱患者暂禁食，给予静脉高营养维持，并遵医嘱口服复方樟脑酊或阿片酊每次 2～4 片，每日 2 次，持续 1 周，以延长排便时间。待肠功能恢复后，给予高营养少渣半流质饮食，选择适量高纤维素。

7. 功能锻炼及康复指导　患者因手术切除大量组织，易致切口瘢痕或挛缩引起阴道口狭窄。因此，术后 7～10 天后尽可能行功能锻炼，如双腿合拢、分开、前屈、后伸、外展、内收等，每日 2 次，每次 10～20 分钟，动作轻柔、缓慢，活动范围由小到大。指导患者行外阴肌肉锻炼（即屏气收缩尿道、直肠和阴道括约肌，然后放松，以提高性兴奋及性功能）。通过上述积极有效的治疗，出院后患者在经过积极的康复锻炼后，双下肢活动均不受影响，患者因为阴道口狭窄，术后早期性生活不能正常进行，但经过对症处理后，感到基本满意。

外阴癌并发症的预防有哪些？

1. 预防压疮　患者术后由于卧床时间较长，特别是未拔引流管前活动受限，局部血液循环受阻，易发生压疮，护理人员应加强基础护理，保持床铺平整、干燥，臀部下垫充气圈，帮助患者勤翻身，每日用温水擦浴，做好生活护理。协助患者两腿屈曲，用软枕放在膝部下，以减轻伤口张力，防止活动时过度牵拉引起出血，根据病情及年龄，必要时用气垫床。

2. 预防肺部并发症　外阴恶性肿瘤患者大多数为老年人，老年人肺功能低下，为预防其并发症，宜采取早期半卧位，帮助患者叩背，鼓励深呼吸，行有效咳痰，必要时用地塞米松 5 毫克+糜蛋白酶 2000 单位行超声雾化吸入，1 次/日，30 分钟/次。

3. 预防下肢静脉血栓和淋巴性水肿　患者由于腹股沟淋巴结清扫、外阴广泛切除，可导致淋巴循环障碍。遵医嘱测红细胞比容，给予静脉输注低分子右旋糖酐，以改善微循环及降低血液黏稠度。指导患者早期活动，术后患者先平卧 6～8 小时，由于麻醉，患者下肢不能自主活动，护士可每隔 30 分钟为患者做下肢屈伸活动 5 次，直至恢复自主运动，同时略上抬臀部，按摩受压部位皮肤，防止皮肤压伤。8 小时后协助患者翻身取侧卧位，以防止骶尾部受压。次日晨，鼓励患者下床活动，早期活动可减少肠粘连、栓塞性静脉炎，提高肺活量。第 1 次下床可扶着床边挪步，活动量不宜过大，以患者的耐受力为度，如患者头晕、心慌，立即卧床休息。禁止做下肢静脉穿刺。

外阴癌的化学药物治疗有哪些？

1. 常用的化学药物治疗方案是铂类 顺铂，单独使用或与其他药物合用，如氟尿嘧啶、紫杉醇、长春瑞滨或丝裂霉素 C。由于需要化学药物治疗的比例较小，目前仍无标准治疗方案，化学药物治疗的实际响应率较低。

2. 新型生物制剂 如吉非替尼、埃罗替尼，是效果较好的可逆酪氨酸激酶抑制剂。这些生物制剂通过抑制酪氨酸激酶，阻断人表皮生长因子受体（EGFR）刺激那些对肿瘤生长有益的细胞增殖。已有研究证明，吉非替尼联合曲妥珠单抗能够提高外阴肿瘤细胞株（A431）的放射治疗敏感性。

化学药物治疗有哪些注意事项？

1. 应根据病情变化和药物毒副作用，复测体重，随时调整用药剂量。
2. 密切观察血常规（包括血红蛋白、白细胞、中性粒细胞和血小板计数）。
3. 合理应用止吐药、预防过敏反应药物、水化利尿药物等。
4. 注意用药顺序及用药方法。通常，宜先用周期非特异性药物静脉注射 1 次，而后用周期特异性药物静脉滴注，以期发挥最大作用。各个药物有其配伍与稀释的具体要求。
5. 加强巡视，发现药物外渗及时处理
（1）立即停止输注药物，拔出针头。
（2）生理盐水局部皮下注射，并用 2%普鲁卡因局部封闭。
（3）氢化可的松或二甲基亚砜外敷。
（4）冷敷。
6. 停药观察
（1）呕吐频繁、剧烈，电解质紊乱，难以纠正。
（2）腹泻超过每日 4 次或出现血性腹泻。
（3）白细胞计数<3.0×10^9/升，中性粒细胞计数<1.5×10^9/升或血小板计数<70×10^9/升。
（4）感染性发热，体温在 38.0℃以上。
（5）出现并发症如胃肠道出血或穿孔、大咯血。出现上述任何一种情况均应停止化学药物治疗。

外阴癌化学药物治疗后有哪些反应？

外阴癌是恶性肿瘤的一种，化学药物治疗效果显著，但很多患者在化学药物治疗之后，会出现恶心、呕吐等不良反应，所以患者在进行化学药物治疗前后都要注意饮食的调理，建议多吃清淡易消化的食物。因化学药物治疗后身体虚弱，应补充充足的营养物质及热量，多吃高蛋白、高维生素的食物。另外，建议患者多吃新鲜的水果、蔬菜，如苹果、菠萝、葡萄、核桃、桑葚等，有条件的患者，还可选择药膳调理。外阴癌患者在化学药物治疗后一定要注意休息，保持良好的睡眠，适当进行锻炼，注意保暖，避免病毒、细菌的感染，注意保持生活环境的卫生、空气新鲜等。

外阴癌化学药物治疗后有哪些护理措施？

外阴癌患者化学药物治疗后，家属需要注意观察患者的情绪和心理变化，对于比较敏感的患者，不要当面讨论病情，而要积极进行引导，让患者有信心进行治疗。

1. 饮食指导　患者的饮食以高热量、高蛋白、高维生素、低脂肪为佳，有学者认为，癌症患者增加营养会使肿瘤生长迅速，这种观点是不全面的，实际上营养不足，体质变差更易使病情恶化。化学药物治疗的患者每天最好供给热能 16 736 焦耳，蛋白质每千克体重 2 克。只要食欲好，应尽量进食，化学药物可引起食欲减退、恶心呕吐等胃肠道反应，因此饮食宜清淡、易消化和富有营养，不宜吃油炸、油腻食物，采用各种烹调方法、不断变换食谱等办法，使患者保持良好的食欲，可少食多餐，严重的胃肠道反应，可口服甲氧氯普胺、维生素，口服镇痛药时，可在进食时同时服药。

2. 口腔及消化道护理　由于长期应用化学药物，口腔和肠道易发生菌群失调导致真菌生长，口腔内出现点状白斑，如不及时治疗会出现破溃。因此，平时要注意口腔清洁卫生，饭后及睡前用漱口液漱口，以防真菌生长，也可用庆大霉素 8 万单位加入 250 毫升生理盐水中漱口，缓缓咽下，以保护口腔及消化道黏膜。如果点样白斑已经破溃，可用碘伏涂在口腔溃疡面上，以缓解疼痛及灭菌。

3. 日常生活　患者的生活起居要有规律，应戒烟、戒酒和忌食刺激性食物，适当听广播，看电视、书籍、报纸、杂志，聊天、玩游戏，使患者精神生活丰富多彩。体力允许的条件下，可以安排适量的运动，如散步、打太极拳等，可以增强体质。室内要定时开窗通风，床单和衣物要经常拆洗和日光照射。如化学药物治疗后白细胞减少、抵抗力降低时，应少去人群密集的场所，不与患呼吸道感染的人接触，以防止继发感染。

外阴癌患者的饮食需要注意什么？

1. 补充胡萝卜素　外阴癌患者应补充胡萝卜素，胡萝卜素在体内会转化为维生素 A，有助于保护免疫系统免受自由基分子的攻击，并具有明显的免疫增强作用。

2. 补充维生素 C　外阴癌患者要注意补充维生素 C，维生素 C 参与机体多种物质的合成，促进铁吸收，促进抗体形成，增强机体免疫。科学家已发现维生素 C 有十几种增强免疫的作用，包括对抗体的产生、促进免疫细胞的成熟速度等。另外维生素 C 也与外阴癌、宫颈癌发病率有关，有关资料表明，维生素 C 摄入量增加时，宫颈癌发病率则可能会降低。

3. 补充微量元素锌和硒　科学研究表明，体内锌和硒的水平过低会引起免疫系统功能低下，现已发现外阴癌与微量元素锌和硒有关，这些微量元素的不足是导致外阴癌、宫颈癌、乳腺癌的发病率明显增高原因之一。

4. 多吃黄豆与其制品　这些食物可补足植物性雌激素，植物性雌激素内含的异黄酮素、木制素被科学家认为有抗氧化的作用。

外阴癌放射治疗的适应证有哪些？

1. 外阴癌病灶范围过大，不能手术切除者，放射治疗作为术前治疗的手段，可缩小病灶范围，降低肿瘤细胞活性，并提高手术切除率。

2. 年老体弱不能耐受手术或有严重手术禁忌证的患者。

3. 手术切缘未净或手术切缘距肿瘤边缘太近的患者，术后可行放射治疗。

4. 晚期及复发性外阴癌姑息性放射治疗可缓解症状，改善生存质量的患者。

外阴癌的并发症有哪些？

1. 蔓延　在外阴局部的肿瘤逐渐增大，但很少侵犯肌层的筋膜或邻近结构如耻骨骨膜等，一旦阴道被侵犯，则很快累及肛提肌、直肠、尿道口及膀胱。

2. 淋巴转移　外阴有丰富的淋巴管，而且外阴的淋巴管和毛细血管丛是互相交通的，因此一侧外阴的癌肿可经由双侧的淋巴管扩散。最初转移至腹股沟浅层淋巴结，再至位于腹股沟下方的股管淋巴结，并经此进入盆腔内髂外，闭孔和髂内淋巴结，最终转移至主动脉旁淋巴结和左锁骨下淋巴结。阴蒂部癌肿可绕过腹股沟浅层淋巴结直接至股管淋巴结，外阴后部以及阴道下端癌可避开腹股沟浅层淋巴结而直接转移至盆腔内淋巴结。

外阴癌患者的健康教育有哪些？

1. 养成良好的生活习惯，戒烟、戒酒。世界卫生组织预言，如果人们都不再吸烟，5 年之后，世界上的癌症将减少 1/3；烟和酒是极酸的酸性物质，长期吸烟、喝酒的人，极易导致酸性体质。

2. 年老体弱或有某种疾病遗传基因者可酌情吃一些防癌食品和含碱量高的碱性食品，同时要保持良好的精神状态。

3. 有良好的心态应对压力，劳逸结合，不要过度疲劳。过高的压力是重要的癌症诱因，压力导致过劳体虚从而引起免疫功能下降、内分泌失调，体内代谢紊乱，导致体内酸性物质的沉积；压力导致精神紧张，引起机体阴阳失和，气滞血瘀，故成为诱发癌症的因素。

4. 加强体育锻炼，增强体质，多在阳光下运动，多出汗可将体内酸性物质随汗液排出体外，避免形成酸性体质。

5. 生活要规律，生活不规律的人，如彻夜唱卡拉 OK、打麻将、夜不归宿等，都会加重体质酸化，容易患癌症。应当养成良好的生活习惯，从而保持弱碱性体质，使各种癌症疾病远离自己。

外阴癌患者出院前如何进行健康教育？

嘱患者禁做增加腹压的动作，如蹲、负重、用力大便等，以免增加切口局部的张力，影响切口的愈合；逐渐增加活动量，避免重体力劳动；外阴广泛切除手术后，正常的解剖位置受到破坏，阴道自净功能受到影响，容易造成上行感染，因此须告知患者注意保持外阴清洁，大便后及时清洗外阴，临睡前局部涂以抗生素软膏，防止感染；发现外阴部的硬结、肿物，要及时就诊，不要随意抠抓；鼓励患者保持积极乐观的生活态度，按时到医院复查或补充治疗，坚持放射治疗、化学药物治疗，观察治疗效果及有无复发征象；医护人员与患者一起商讨治疗及随访计划，外阴癌放射治疗以后 2 年内约 80%的患者复发，5 年内复发约占 90%，故随访时间应在放射治疗后 1 个月、3 个月、6 个月各 1 次，以后每半年 1 次，2 年以后每年 1 次，随访 5 年，以全面评价治疗效果。性功能损伤是导致外阴癌患者生活质量下降的主要原因，我们了解到不敢恢复性生活的患者主要原因是惧怕和担心：惧怕伤口破裂或复发，担心阴道干涩，怕疼痛。我们应该根据具体情况进行个体化分析和指导，首先讲清楚恢复性生活不但可以提高生活质量，增进夫妻感情，促使家庭和睦，还可以防止手术部位及阴道的挛缩。阴道干涩的患者，可使用氯霉素、红霉素软膏涂抹外阴及阴道以缓解症状。患者应于外阴根治术后1个月后到门诊检查术后恢复情况，术后3个月再次到门诊复查，经医生检查确定伤口完全愈合后可恢复性生活。鼓励患者进食高热量、高蛋白、高维生素饮食，加强营养，促进机体康复。

外阴癌患者术前如何进行心理护理？

手术是一种强烈的应激源，确诊初期，一个健康的人突然成为患者，焦虑和恐惧以及对疾病相关知识的缺乏都会影响手术的顺利进行和术后的修复。手术范围大，对患者的创伤也较大，绝大多数伤口不能一期愈合，伤口愈合后使外阴严重变形，对性生活和心理都有极大的影响。因此，心理护理及术前术后护理在治疗中起到了非常重要的作用。根据患者的疾病性质、文化背景、年龄情况、性格特点等不同情况，医护人员应该详细地向患者解释病情，介绍手术的重要性和必要性，给患者讲解外阴癌的相关知识及手术的方式，为了减轻患者的心理负担，介绍一些成功的病例等，使患者对手术充满信心。鼓励患者表达自己的不适，针对具体问题给予耐心的解释、帮助和支持，指导患者采取积极的应对方式，如乐观应对方式、寻求支持等。医护人员不回避性生活问题，给患者讲解外阴切除只是部分性感带丧失，通过与配偶的交谈对其所顾虑的问题进行解释，并要求其配偶积极照顾患者，对患者给予鼓励、支持，使其明白患者不仅日常生活需要照料，性的需要对健康也十分重要。医护人员主动为患者及其家属提供各方面知识，鼓励夫妻双方坦诚相待，为将来达到性生活和谐共同努力。另外，提供安静、舒适的住院环境，保证患者充足的睡眠时间，生活有规律，劳逸结合，适当散步，听音乐，减轻患者心理压力，通过各种途径和方法，使患者树立战胜疾病的信心，自动、自愿地积极配合手术的治疗和护理。

外阴癌腹股沟淋巴结切除术可否用腹腔镜治疗？

外阴癌主要通过淋巴结途径转移，腹股沟淋巴结是外阴癌淋巴转移的第一站，该处的淋巴结切除不仅可以提示预后，还有降低肿瘤复发和转移的可能。正确处理腹股沟淋巴结是降低早期外阴癌死亡率的唯一重要因素。其首选治疗方法为外阴切除，腹股沟淋巴结切除术。根据国际妇产科联合会（FIGO）《FIGO 2015 妇癌报告》，所有 FIGO Ⅰb 或 Ⅱ期患者，至少应该行同侧腹股沟淋巴结切除术，局限于一侧外阴的小病灶且同侧腹股沟淋巴结阴性者可行单侧腹股沟淋巴结切除术；位于中线、累及小阴唇前部或肿瘤较大及同侧淋巴结阳性者应行双侧腹股沟淋巴结切除术。目前，腹股沟淋巴结切除术方法主要有传统的开放性腹股沟淋巴结切除术和腹腔镜下腹股沟淋巴结切除术。腹腔镜下腹股沟淋巴结切除术以其治疗的微创性越来越被人们接受。

腹腔镜的手术方法如何操作？

腹腔镜辅助小切口腹股沟淋巴结切除术：取腹股沟外侧髂前上棘内 3 厘米处长 3 厘米的纵斜行小切口，用艾力斯钳将皮肤边缘提起，钝性分离皮下组织，以小拉钩提起切口。助手以腔镜镜头对准切口，术者逐步分离皮下组织，游离暴露大隐静脉，沿其走行方向仔细分离解剖至卵圆孔，继续向上、外分离解剖至腹股沟韧带，超声刀切除腹股沟淋巴结。淋巴结切除范围内侧至耻骨结节，外侧至髂前上棘，下至腹股沟韧带。分离时助手及时跟随术者操作经提拉皮肤形成的孔隙向内移动腔镜镜头，为术者提供清晰的术野。术中随时查看分离面及切除面，及时电凝止血。生理盐水冲洗小切口，留置负压引流管，可吸收线间断缝合切口 2～3 针，腹股沟区以弹性绷带加压包扎，同时放置沙袋压迫腹股沟（沙袋与负压吸引联合作用可使手术部位尽量保持贴合，促进愈合，避免皮肤坏死）。术前临床分期 II 期患者行双侧腹股沟淋巴结切除术，同法处理对侧。术后留置负压引流管 3～5 天，留置尿管 5～7 天。每日予碘伏擦洗会阴部 2 次，静脉滴注抗生素预防感染治疗 3～5 天，术后 7～9 天拆线，后定期妇科门诊复查。

外阴癌腹股沟淋巴结清扫术后常见并发症是什么？

常见的并发症为淋巴结（发生率 3.06%左右）、下肢淋巴水肿等，导致腹股沟区术口长期不愈合，影响下一步的放射治疗、化学药物治疗，严重降低患者术后生活质量。

外阴癌淋巴结清扫术后闭式引流管如何放置？

闭式引流管放置的方法：手术后即行引流瓶负压封闭引流术，将引流管放置于股三角的最低点，皮肤固定引流管防止滑脱。腹股沟区术后用 500 毫升盐水袋间断性局部压迫腹股沟区 24 小时。

外阴癌淋巴结清扫术后腹股沟区如何护理？

由于腹股沟区浅、深淋巴结均被切除，术后股三角区的皮瓣与底部之间形成"空腔状"，术后改变其空腔状及改善局部的血供对于腹股沟区的愈合至关重要。术后局部加压包扎 72 小时（用 0.5～1.0 千克水袋加压）。持续负压引流，引流量<5 毫升/24 小时方可拔管。预防深静脉血栓，术后 48 小时用低分子肝素抗凝 7～10 天。

外阴癌淋巴结清扫术后腹股沟区引流管如何护理？

1. 引流管为多孔引流管，妥善固定并确保负压引流管接头连接紧密，无漏气，无气压，无扭曲，使引流管处于无张力状态。指导患者正确翻身，防止活动时牵拉导致引流管脱落，避免引流管受压卷折使负压中断。

2. 维持有效负压，加强引流管的宣教，保证引流管有效吸引，引流瓶放置应低于切口 20～30 厘米处，负压一般调整在－18～－16 千帕。术后每 1～2 小时巡视，班班相交，避免引流管受压卷曲使负压中断。

引流灌注中如何应用博来霉素？

博来霉素作用机制为产生无菌性炎症以促进囊壁粘连、囊壁闭合、降低囊壁的通透性，以减少淋巴的渗出。术后 72 小时若引流液>20 毫升/24 小时，则给予局部生理盐水 10 毫升加博来霉素 10～20 毫升由引流管注入，夹管保留 2 小时后放开，闭管过程中严密观察患者有无出现腹股沟区疼痛、引流管固定处有无药物外渗、腹股沟区有无红肿等。每日记录引流量及性状。72 小时后如果引流液仍无明显减少，可重复给药。每日记录双侧腹股沟区的引流量，观察腹股沟区的皮肤颜色，有无水肿、坏死、溃烂、引流管口有无渗出、有无脓性分泌物、皮温情况、双下肢有无水肿等情况。

<< 第三章

阴道恶性肿瘤

什么是阴道癌？

阴道原发恶性肿瘤很少见，近 90% 为扁平上皮癌。继发性肿瘤较常见，常由周围器官，如外阴、子宫颈及宫体、直肠及卵巢通过直接或间接途径转移至阴道。阴道癌属于妇科恶性肿瘤中较为少见的一种，继发性阴道癌多为邻近器官直接蔓延或经阴道及淋巴转移而来，而原发性阴道癌是最为少见的妇科恶性肿瘤，占女性生殖器官恶性肿瘤的 1%～2%。

近年来，阴道癌发病率逐年上升，发病患者群有年轻化的趋势，需引起重视。在解剖上，阴道与膀胱、尿道及直肠间隔均较小，而阴道不同部位的淋巴引流不同，并且血管及淋巴管丰富，吻合支多，因此阴道癌的手术及放射治疗有一定难度，对邻近器官影响较大。

阴道癌的流行病学与治疗的基本原则有哪些？

由于阴道癌的发病率低，现阶段临床上所指定的治疗方案需根据患者年龄、病理、分期、受累部位来进行，强调个体化治疗，旨在延长患者生存期，减少并发症，提高患者生存质量。随着社会科技发展及生活水平的提高，单一治疗方式的局限性及对肿瘤整体疗效的影响越加明显，现在阴道癌的治疗较为强调个体化及综合治疗，并且更为注重治疗方式对患者的生存质量的影响。由新辅助化学药物治疗、介入化学药物治疗、放射治疗、手术及同步放化疗等治疗方式的不同组合所形成的综合治疗已经逐步成为治疗阴道癌的首选方向。由于阴道癌在发展过程中可向周围组织蔓延，且最主要的转移途径为淋巴转移，阴道上段肿瘤的淋巴转移似宫颈癌，阴道下段肿瘤的淋巴转移似外阴癌，肿瘤则有双向转移的可能。因此，现阶段治疗阴道癌的总原则大多根据肿瘤发生及受累部位参照宫颈癌及外阴癌的治疗，结合患者的一般情况、病理、分期等，制订针对肿瘤整体的综合治疗方案，提高肿瘤治疗的疗效，改善患者的生存质量。

阴道癌发病的病因及高危因素有哪些?

1. 人乳头瘤病毒 (HPV) 感染。
2. 长期阴道异物对黏膜的刺激或损伤,如使用子宫托。
3. 年轻女性发生阴道腺癌,与其母亲在妊娠期间服用雌激素有关。
4. 既往生殖道肿瘤病史,以宫颈癌病史多见。指南中指出,近 30% 的阴道癌患者至少 5 年前有宫颈原位癌或浸润癌治疗的病史。
5. 其他:免疫抑制治疗、吸烟、多个性伴侣、性生活开始早及子宫颈的放射治疗史,可能与阴道癌的发生有一定关系。
6. 透明细胞腺癌常和患者在母体中受过己烯雌酚影响有关。有子宫切除史的也可能是发生阴道癌的高危因素之一,尤其是 40 岁前切除子宫的妇女患阴道癌的概率较高,9%～63% 的原发性阴道癌患者有因良性病变或宫颈癌前病变行全子宫切除的病史。多数报告在 40% 左右。

阴道癌的病灶部位有哪些?

阴道癌最常见的部位以阴道后壁及其上 1/3 为多,据中国医学科学院肿瘤医院统计,以阴道后壁为主的占 49.4%,以前壁及侧壁为主的各占 20.7% 及 25.3%,四壁均受侵者仅占 4.6%,阴道上 2/3 占 70.1%(上 1/3 占 40.2%),阴道下 1/3 占 16.1%,一侧阴道全受累占 13.8%。

阴道癌的病理类型有哪些?

阴道癌最常见的病理类型为鳞癌,原发性阴道癌为鳞癌,其次为腺癌,黑素瘤、内胚窦瘤及肉瘤等病理类型更为少见。

阴道癌的大体分型是什么?

1. 菜花型　菜花状肿物可充满整个阴道。开始常发生于阴道后壁 1/3 处,癌细胞高度分化,属外生型,很少向内浸润。
2. 浸润型或溃疡型　癌肿形成溃疡,主要见于阴道前壁,常迅速向阴道周围浸润。
3. 黏膜型　发展慢,可长时间局限于黏膜层,为阴道原位癌。

阴道癌的阴道上皮内瘤变的特点有哪些？

阴道上皮内瘤变（VAIN），指局限于阴道上皮内层的不典型增生病灶，是阴道浸润性癌的癌前病变阶段。国外报道 VAIN 的平均发病年龄为 35～58 岁，美国妇女中 VAIN 发病率为（0.2～200.0）/10 万，目前国内尚无 VAIN 总发病率的报道。VAIN 的发病率仅为子宫颈上皮内瘤变（CIN）的 0.6%～1%，并且常和子宫颈、外阴等部位的上皮内瘤变同时存在。VAIN 是原发于阴道浸润癌的癌前病变状态，也可与子宫颈和外阴的 HPV 相关性上皮内病变或浸润癌同时或异时发生。VAIN 有发展为浸润癌的潜能，虽然经过治疗，但仍有 2%～12% 的患者发展为浸润癌。VAIN 病变可持续存在 10 年以上，病变一旦突破基底膜，出现间质及淋巴浸润，将迅速进展为恶性肿瘤。若 VAIN Ⅲ级不给予治疗，20% 的患者在 3 年内可进展为阴道癌。绝经是 VAIN 发生的高危因素，绝经后妇女发病风险是绝经前妇女的 2.09 倍。究其原因，考虑绝经后女性阴道上皮变薄，更易被不良因素影响，尤其是高危型 HPV 病毒，更易造成持续病毒感染，甚至是终身携带状态。

阴道癌的转移途径有哪些？

1. **直接浸润**　由于阴道壁较薄，周围的组织疏松，血供丰富，肿瘤生长快，易向周围组织器官浸润蔓延。

2. **淋巴转移**　阴道黏膜和黏膜下有丰富的毛细淋巴管网，在阴道两侧形成复杂的淋巴引流干。因此，阴道癌的淋巴结途径较复杂，与肿瘤病灶的位置和范围有关。通常阴道上段肿瘤的转移途径与宫颈癌相似，主要向盆腔淋巴结转移；阴道下段肿瘤的转移途径与外阴癌相似，主要向腹股沟淋巴结转移；阴道中段肿瘤可经上述两种途径转移。

3. **血行转移**　较少，多见于肿瘤晚期和复发的患者及个别行多次组织间插植治疗的患者，可经血行途径转移到肺、骨和皮下组织等部位。

阴道癌有哪些临床症状及体征？

VAIN 或早期浸润癌并无明显症状，偶有阴道分泌物增多或接触性出血，但随着病情发展，患者会出现阴道排恶臭液或较为明显的不规则阴道出血，而当肿瘤侵犯至其他器官，如侵犯膀胱或尿道，则会出现尿路刺激征、膀胱阴道瘘及尿道阴道瘘等，侵犯直肠，则出现排便困难、血便、直肠阴道瘘等，若侵犯神经或出现骨转移，则可能有腰骶部疼痛或对应骨转移瘤处疼痛，当肿瘤继续进展，出现远处转移，则可能出现咳嗽、咯血、气促或恶病质等，因转移的器官不同而症状有所不同。妇科检查一般可窥见和触及阴道内肿物，需仔细检查子宫颈及外阴，以排除继发性阴道癌。VAIN 或早期浸润癌可仅表现为阴道黏膜糜烂或充血、白斑或息肉状，晚期病灶多呈菜花状、瘢痕或浸润状，可向周围组织蔓延累及全阴道、阴道旁组织、子宫主韧带和宫骶韧带，亦可表现为浅表淋巴结肿大（如腹股沟、盆腔、锁骨上淋巴结等转移）。若有远处转移，可出现相应器官的症状及体征。

阴道癌的诊断方法有哪些？

1. 阴道壁有明显赘生物，病理活检进行确诊。
2. 阴道壁无明显赘生物，但有充血、糜烂、弹性差等情况，行阴道细胞学检查借助阴道镜定位活检，尤其注意阴道穹窿部。
3. 阴道肿物位于黏膜下或软组织中，行局部肿物穿刺进行病理活检。

阴道癌的临床分期原则有哪些？

现阴道癌常用的分期仍为 FIGO 临床分期，参照宫颈癌临床分期原则，阴道癌临床分期同样主要依据于临床检查的全面评估。妇科检查需由两位或以上的有经验的妇科肿瘤专科医生（主治医师或以上）进行，要求熟练双合诊及三合诊检查技巧，结合视诊和触诊，力求准确分期。阴道癌分期需在治疗前确定，一旦确定，其后不能更改。当分期有异议时，将分期定于较早的期别。手术当中探查及术后病理检查结果，或治疗中及治疗后发现转移，均不能改变分期。临床分期有一定的主观性，与肿瘤的真实情况（如盆腔扩散、淋巴结状况等）可能会存在差异，不排除有手术分期改变治疗方案的情况。

阴道癌临床 FIGO 分期是什么？

0 期：肿瘤局限于上皮层（上皮内瘤变 3 级/原位癌）。
Ⅰ期：肿瘤局限于阴道壁。
Ⅱ期：肿瘤向阴道下组织扩展，但未达骨盆壁。
Ⅲ期：肿瘤扩展至骨盆壁。
Ⅳ期：肿瘤范围超出真骨盆，或侵及膀胱、直肠黏膜，泡状水肿不列入此期。

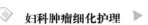

Ⅳa 期：肿瘤侵犯膀胱和（或）直肠黏膜和（或）超出真骨盆。

Ⅳb 期：肿瘤转移到远处器官。

阴道癌的主要治疗方法有哪些？

1. 放射治疗　适用于Ⅰ～Ⅳ期所有的患者，应用范围广，可分为根治性放射治疗、姑息性放射治疗及综合治疗。

（1）根治性放射治疗可将阴道局部肿瘤完全消除，多需体外照射与腔内照射相结合。放射区应包括已被临床证实的肿瘤区和可能存在的肿瘤播散的亚临床肿瘤区。

（2）姑息性放射治疗主要是针对某些一般情况较差并已有远处转移或区域转移、无法根治的晚期患者，或是无法耐受根治性放射治疗剂量的患者，只能给予低剂量放射治疗方案抑制肿瘤的生长或使肿瘤体积缩小，减轻症状，改善患者生存质量。

2. 综合治疗　通常结合手术、化学药物治疗共同进行，放射治疗是其中的一部分。

（1）术前放射治疗：仅用于少数局部肿瘤较大的患者，缩小肿瘤，降低肿瘤细胞的活性，利于手术切除。

（2）术后放射治疗：主要用于局部或部分阴道切除的Ⅰ期患者，以及术后病理为切缘阳性和淋巴结转移者。多采用体外照射，少部分患者需补充腔内照射。

（3）放射治疗、化学药物治疗或放射治疗+手术+化学药物治疗：多用于中晚期肿瘤患者，提高放射治疗疗效，改善患者的生存质量。

阴道癌患者手术适应证有哪些？

因阴道膀胱及阴道直肠间隔均较小，切除肿瘤周围组织的安全范围很小，很难达到根治性切除的目的，阴道癌的手术有一定难度，对邻近器官影响较大，手术在临床应用中会受到一定的限制。在阴道癌的治疗中，手术主要应用于Ⅰ期患者的积极治疗、Ⅳa 期患者的姑息治疗及部分放射治疗后局部未控或复发阴道癌的补救治疗，并且由于肿瘤分期、范围、病灶位置及患者的年龄、一般状态的不同，手术的方式也不尽相同。若病灶位于阴道上 1/3，应行根治性全子宫阴道上段切除术、盆腔淋巴结清扫术；若病灶位于阴道下 1/3，则行阴道大部分切除术、腹股沟淋巴结切除术，必要时需切除部分尿道及外阴，并行阴道中、下段术。病灶位于阴道中 1/3 的患者，因需要更为广泛的手术切除，创伤大，影响术后生存质量，患者往往难以接受，因此多数患者首选放射治疗。姑息性手术治疗主要针对Ⅳa期患者，尤其是出现直肠阴道瘘或膀胱阴道瘘者，可行前盆、后盆或全盆脏器去除术，盆腔和（或）腹股沟淋巴结清扫术。

阴道癌患者术后并发症有哪些？

手术并发症影响患者术后康复及生活质量，严重时甚至会危及生命。手术范围越大，风险越大，发生各种并发症的概率越大。患者有放射治疗史、盆腔炎、子宫内膜异位、多次手术史等均会增加手术难度，使得手术并发症的发生率增加。常见手术并发症：出血、感染（盆腔、泌尿系统、肺部、切口等）、邻近器官或神经损伤、功能障碍（膀胱功能、性功能、直肠功能、卵巢功能等）、深静脉血栓、淋巴囊肿、肠粘连及肠梗阻、下肢水肿等。

阴道癌的复发转移特点有哪些？

阴道癌的复发转移率为 25%～73%，以盆腔和阴道局部复发为主，约占复发转移病例的 80%，平均复发时间为化学药物治疗后 12 个月。阴道癌盆腔复发率：Ⅰ期 14%，Ⅱa 期 34%，Ⅱb 期 44%，Ⅲ期 35%，Ⅳ期 73%；远处转移率：Ⅰ期 13%，Ⅱa 期 30%，Ⅱb 期 52%，Ⅲ期 50%，Ⅳ期 47%。远处转移部位依次为：肺、腹主动脉旁淋巴结、骨骼、皮肤及腹股沟淋巴结等。早期阴道癌放射治疗后的盆腔复发率为Ⅰ期 37.5%，Ⅱ期 43.3%，复发后的 5 年生存率为 29%，中位生存时间仅 12 个月。阴道癌远处复发最多在肺部，其次是肝脏、骨骼、腹壁和卵巢。

阴道癌放射治疗前有哪些护理措施？

1. 心理护理 针对患者对放射治疗缺乏正确认识而产生恐惧、焦虑的心理特点，医护人员应与患者交谈，讲清放射治疗的必要性，介绍放射治疗原理、方法，过程中可能产生的副作用、预防措施和处理方法，使患者对放射治疗有一定的了解。必要时可带患者参观机房，让已照射的患者讲述自己照射时的感受，消除恐惧心理，鼓励患者保持乐观情绪，树立治疗信心。

与患者建立良好的信赖关系，热情和蔼的工作态度，可使患者产生安全和信任感。努力帮助患者解决遇到的困难，尽力为患者家属分担忧愁，讲述治愈或生命得到延长的具体病例，使患者精神有新的寄托，减少忧虑和痛苦。

2. 做好各种检查 如血、尿、便三大常规，胸部 X 线片，肝肾功能检查，

B 超和 CT 检查等。患者清洗会阴部，保持局部清洁，穿宽松、舒适的内裤。定时测量体温、脉搏、呼吸、血压，密切观察生命体征的变化。

3．正确姿势　帮助患者采用正确的放射治疗姿势——膀胱截石位，尽量减少暴露患者身体其他部位，避免受凉，预防感冒。

阴道癌放射治疗反应的观察及护理有哪些？

1．注意血常规的变化　每周定期检查血常规 1 次，若白细胞<$4.0×10^9$/升，可给予升白细胞药物治疗。

2．胃肠道反应　应嘱患者以高蛋白、高热量、易消化的饮食为主。睡眠不佳时，给予镇静药，使其有充沛的精力和体力配合治疗。

3．放射性皮肤损伤

（1）Ⅰ度皮肤损伤：用复方薄荷淀粉止痒清凉油外涂，每日 3～4 次。

（2）Ⅱ度皮肤损伤：保持创面清洁，促进愈合和镇痛。涂以京万红膏，每日 2～3 次，水肿者用 50%硫酸镁湿敷，每日 2 次。

（3）Ⅲ度皮肤损伤：采用暴露疗法，用无菌生理盐水局部冲洗，然后把利福平粉剂均匀地撒在创面上，每日 2 次，并给予抗生素全身用药。

4．放射性直肠炎　表现为里急后重，大便频繁，下腹疼痛，甚至有黏液便。直肠镜检查可见直肠前壁黏膜充血，水肿。轻者大便次数 4～6 次/日，无腹痛及里急后重感，可给予庆大霉素口服，每日 3 次，避免便秘，保证充足营养和水分，预防感染。重者大便次数 8～10 次/日，为黏液便，并伴有下腹部疼痛，里急后重感，给予全身支持疗法。补液，甲硝唑 250 毫升静脉滴注，同时采用鲜鸡蛋清 30 毫升，地塞米松 10 毫克，加温水 10 毫升，搅匀后吸入无菌注射器内连接导尿管注入直肠内，每日 1 次，连用 6～8 次，疗效显著。

5．放射性膀胱炎　患者多在放射剂量达到50～65Gy 时出现，仅表现为尿频、尿急、尿痛。鼓励患者多饮茶水，必要时遵医嘱口服复方磺胺甲噁唑片治疗。

阴道癌患者的出院指导有哪些？

1．受照射的皮肤新生上皮娇嫩，很容易破损，应嘱患者要注意保护皮肤，防止摩擦刺激，对遗有创面的患者，指导其继续换药，保持创面清洁。

2．每月定期复查 1 次，及时发现复发及转移征象，必要时采取全身化学药物治疗。

3．加强营养，避免辛辣、刺激性食物，劳逸结合，生活规律，保持心情舒畅。

阴道癌与外阴癌如何预防？

普及性卫生知识，改变不良性行为，采取有效措施预防和治疗性传播疾病。有不明原因的外阴瘙痒、外阴赘生物的妇女应建议及早就诊，积极治疗原发病，排除癌前病变可能。有性生活史的女性应定期进行宫颈刮片细胞学检查，必要时行 HPV 检测。

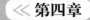

第四章

卵 巢 癌

什么是卵巢囊肿？

卵巢囊肿属广义上的卵巢肿瘤的一种，各种年龄均可患病，但以 20～50 岁最多见。卵巢肿瘤是女性生殖器常见肿瘤，有各种不同的性质和形态，即一侧性或双侧性、囊性或实性、良性或恶性，其中以囊性多见，有一定的恶性比例。

卵巢囊肿有哪些临床表现？

中等大以下的腹内包块，如无并发症或恶变，其最大特点为可动性，往往能自盆腔推移至腹腔。恶性或有炎症情况时，肿物活动受限，包块一般无触痛，但如有感染等并发症，则不仅包块本身有压痛，甚至出现腹膜刺激症状、腹水等。

如何治疗良性卵巢囊肿？

1. 卵巢囊肿切除术　年轻患者尤其是绝经前患者多采用此种术式，尽可能保留正常的卵巢组织。

2. 输卵管卵巢切除术　年龄较大（45 岁以上）或绝经后患者，可行一侧或双侧输卵管卵巢切除术。值得注意的是关于较大卵巢囊肿的手术处理，应不计切口大小，以完整切除为宜，以免囊肿内容物溢入腹腔或切口。术中要注意腹压快速变化引起患者脉搏、呼吸、血压的变化，必要时加快输液或输血速度，吸氧，更要预防早期发现急性胃扩张，麻痹性肠梗阻及由此而引起的水、电解质平衡失调等。

如何治疗恶性卵巢囊肿？

1. 多数患者就诊时多已达晚期，因此要尽一切可能切除原发囊肿及所能见到的盆、腹腔转移灶。由于卵巢恶性囊肿常与子宫附件粘连或浸润，浑然一体，且紧贴盆腹膜，因此现多采取卷地毯式将子宫与肿瘤连同盆腹膜整块切除，又如大网膜切除、部分肠切除、部分膀胱和输尿管切除。

2．可考虑在腹腔内留置导管，以便术后腹腔内注射化学药物治疗时使用。

什么是卵巢恶性肿瘤？

卵巢恶性肿瘤是女性生殖器官常见的恶性肿瘤之一，发病率仅次于宫颈癌、子宫体癌而列居第 3 位，但卵巢上皮癌死亡率却占各类妇科肿瘤的首位，对妇女生命造成严重威胁。由于卵巢的胚胎发育、组织解剖及内分泌功能较复杂，早期症状不典型，术前鉴别卵巢肿瘤的组织类型及良、恶性相当困难。卵巢恶性肿瘤中以上皮癌最多见，其次是恶性生殖细胞肿瘤。卵巢上皮癌患者手术中发现肿瘤局限于卵巢的仅占 30%，大多数已扩散到子宫、双侧附件、大网膜及盆腔各器官，所以在早期诊断上是一大难题。

什么是原发性卵巢癌？

原发性卵巢癌在女性常见恶性肿瘤中占 2.4%～6.5%，在女性生殖系统癌瘤中占第 3 位，次于宫颈癌和子宫体癌。近几年来，由于对宫颈癌及子宫体癌的防治，取得了一定的成效，而有关卵巢癌的防治方面收效相对较小。所以在妇女生殖系统癌瘤中，卵巢癌是造成死亡原因最高的一种肿瘤。北京市 8 个医院的材料中显示，卵巢恶性肿瘤占女性生殖系统恶性肿瘤的 22.9%。卵巢恶性肿瘤中，不论是国内或国外的资料，均以上皮性癌最为多见。

在卵巢癌的不断发展过程中有哪几种病理类型？

1．来源于胚上皮　即副中肾体腔上皮的卵巢恶性肿瘤，常见的有浆液性腺癌、黏液性腺癌、子宫内膜样腺癌、混合性浆液黏液性囊腺癌，比较少见的还有纤维腺癌、恶性 Brenner 瘤、副中肾透明细胞癌、未分化间变性癌等，这些肿瘤有时有黄素化作用，可能导致未破裂卵泡黄素化综合征的发生。

2．来源于胚细胞　常见的如畸胎癌、原发性绒毛膜上皮癌、无性细胞瘤等，这一类的癌肿有时能分泌激素，可导致患者身体发生一系列改变。

3．来源于性未分化间叶　由这种间叶分化而来的肿瘤可分为良性与恶性，但以恶性肿瘤居多。

4．来源于性分化间叶　这类癌肿可产生自体激素，又称功能性肿瘤，都属于潜在的卵巢恶性肿瘤，对人体危害极大。

妇科肿瘤细化护理

5. 发生在卵巢内异位组织的卵巢恶性肿瘤 恶性肾上腺细胞残迹瘤。

卵巢癌发病的病因有哪些？

病因不明确，可能与以下几个方面有关：癌症发病外部因素（包括化学、物理、生物等致癌因子）；癌症发病内部因素（包括免疫功能、内分泌、遗传、精神因素等），以及饮食营养失调和不良生活习惯等。多发生于围绝经期的妇女。35 岁以上女性多发卵巢上皮性癌，而青年及幼年女性多为生殖细胞类恶性肿瘤。

卵巢癌的转移途径有哪些？

1. 种植转移 卵巢癌，特别是卵巢上皮癌的癌细胞很容易脱落，进入腹水或腹腔冲洗液中，种植在盆腔或腹腔内的器官及组织表面。

2. 直接蔓延 卵巢癌可局部蔓延至子宫、输卵管及盆腔等组织。卵巢上皮癌有 16%～18%可累及子宫，而卵巢生殖细胞肿瘤很少出现盆腔和子宫受累。

3. 淋巴结转移 卵巢癌总的淋巴结转移率高达 50%～60%。Ⅰ～Ⅲ期卵巢癌的淋巴结转移率分别为 19%、44%、62%。在上皮来源的卵巢恶性肿瘤中，浆液性囊腺癌最易出现淋巴结转移。而在恶性生殖细胞肿瘤中，无性细胞瘤在早期就可出现腹主动脉旁淋巴结转移。当腹膜后淋巴结出现转移时，常提示患者预后很差。此外，少数患者还可出现锁骨上淋巴结和腹股沟淋巴结转移。

4. 血行播散 晚期患者可出现肺、肝、骨、脑等部位的转移。

卵巢癌症状有哪些？

1. 腹部包块 为卵巢癌最常见的症状。当早期腹部包块不大时，患者不易察觉，随着肿瘤长大，患者可于腹部自觉肿块，当大网膜转移严重而成饼块状时，可在上腹腔触及浮球感的大包块。当盆腔或腹腔有肿瘤转移或体位改变使包块牵引周围脏器或有扭转时，即可有腹痛症状，同时也可伴有恶心、呕吐和发热症状。多数卵巢癌患者无月经的变化。若卵巢正常组织均被癌细胞破坏，患者全身状态欠佳，可出现月经过少或闭经的卵巢癌早期症状。

2. 疼痛 恶性卵巢瘤可能由于瘤内的变化如出血坏死、迅速增长而引起相当程度的持续性胀痛，或在检查时发现其局部有压痛等卵巢癌晚期症状。

3. 卵巢癌临终前症状之压迫症状 当肿瘤向周围组织浸润或压迫神经时，可引起腹痛、腰痛或坐骨神经痛，若压迫盆腔静脉，可出现下肢水肿；巨大的肿瘤可压迫膀胱，有尿频、排尿困难、尿潴留；压迫直肠则大便困难；压迫胃肠道则有消化道症状；压迫膈肌可发生呼吸困难，不能平卧。由于肿瘤的迅速生长，出现营养不良及体质消瘦，形成恶病质。

4. **卵巢癌临终前症状之恶性变**　卵巢良性肿瘤恶变多发生于年龄较大尤其绝经后者，肿瘤在短期内迅速增大，患者感腹胀，食欲缺乏，检查肿瘤体积明显增大，固定，多有腹水。疑有恶性变者，应及时处理。

5. **恶病质现象**　由于卵巢癌的迅速生长，癌细胞从人体固有的脂肪、蛋白质中夺取营养构建自身，使机体失去了大量营养物质，患者则表现出明显消瘦、严重贫血等卵巢癌晚期症状。因癌肿转移而出现相应的卵巢癌临终前症状，卵巢恶性肿瘤极少引起疼痛，如发生肿瘤破裂、出血或感染，或由于浸润压迫邻近脏器可引起腹痛、腰痛。

卵巢癌体征有哪些？

1. **下腹包块**　恶性卵巢瘤双侧生长者占 75%，而良性卵巢瘤双侧者仅占 15%。

2. **腹水**　虽然良性卵巢瘤如纤维瘤或乳头状囊腺瘤亦可并发腹水，但卵巢恶性肿瘤合并腹水者较多。如果恶性肿瘤细胞穿出包膜或已转移至腹膜，腹水可呈血性。

3. **恶病质**　病程拖延较久者，由于长期消耗、食欲缺乏而表现有进行性消瘦、乏力、倦怠等恶病质症状。

卵巢癌分期有哪些？

卵巢癌的分期是建立在手术探查和病理诊断基础上的手术分期，见表 4-1。

表 4-1　卵巢癌的临床分期

分期	FIGO 分期标准
I 期	肿瘤局限于卵巢
Ia 期	肿瘤局限于一侧卵巢，包膜完整，表面无肿瘤，腹水或腹腔冲洗液中没有恶性细胞
Ib 期	肿瘤局限于双侧卵巢，包膜完整，表面无肿瘤，腹水或腹腔冲洗液中没有恶性细胞
Ic 期	肿瘤局限于一侧或双侧卵巢，有如下情况之一：
Ic1 期	术中手术导致肿瘤破裂

续表

分期	FIGO 分期标准
Ic2 期	术前肿包膜破裂，或者卵巢或输卵管表面出现肿瘤
Ic2 期	腹水或腹腔冲洗液出现恶性细胞
Ⅱ期	病变累及一侧或双侧卵巢，伴盆腔转移
Ⅱa 期	肿瘤累及子宫和（或）输卵管
Ⅱb 期	肿瘤蔓延至其他脏器
Ⅲ期	病变累及一侧或双侧卵巢，伴有细胞学或组织学确认的盆腔外腹膜播散，和（或）转移至腹膜后淋巴结
Ⅲa 期	转移至腹膜后淋巴结，伴有或不伴有骨盆外腹膜的微小转移
Ⅲa1 期	仅有腹膜后淋巴结阳性（细胞学或组织学确认）
Ⅲa1（ⅰ）期	转移灶最大直径≤10mm（注意是肿瘤直径而非淋巴结直径）
Ⅲa1（ⅱ）期	转移灶能最大直径>10mm
Ⅲa2 期	骨盆外（骨盆缘之上）累及腹膜的微小转移，伴有或不伴有腹膜后淋巴结阳性
Ⅲb 期	骨盆缘外累及腹膜的大块转移，最大直径≤2cm，伴有或不伴有腹膜后淋巴结阳性
Ⅲc 期	骨盆缘外累及腹膜的大块转移，最大直径>2cm，伴有或不伴有腹膜后淋巴结阳性
Ⅳ期	腹腔之外的远处转移
Ⅳa 期	胸腔积液细胞学阳性
Ⅳb 期	转移至腹腔外器官（包括腹股沟淋巴结和腹腔外淋巴结）

卵巢癌检查有哪些？

临床如遇可疑情况都应借助于现代影像学检查和肿瘤标志物检查及早做出诊断，如较久的卵巢功能障碍，长期不明原因的消化道或泌尿道症状，幼女卵巢增大或绝经后触及卵巢，以及原疑为卵巢良性肿瘤者迅速增大、固定、变硬等。

1. B 超检查　可明确肿瘤的大小、形态、囊实性、部位及与周围器官的关系，鉴别巨大卵巢囊肿。

2. X 线检查　必要时肠道造影可了解肿瘤与肠道的关系，并排除胃肠道肿瘤。

3. CT 及磁共振（MRI）检查　可了解肿瘤侵犯腹盆腔的范围。

卵巢癌定位诊断有哪些？

早期即能触及附件包块者，结合影像检查，定位诊断并不困难。但一些病例中原发肿瘤较小时即有卵巢外转移而形成盆腔内散在小结节，此时应该选择一些特殊检查方法辅助诊断（定性），不应单纯依靠随诊。阴道后穹窿吸液涂片检查，子宫直肠陷凹穿刺液检查及腹腔积液细胞学检查仍是简便、易行、快速的基本检查。对可疑病例，腹腔镜检查及组织学检查可以明确诊断。

卵巢癌治疗有哪些方法？

治疗原则：卵巢恶性肿瘤因病理类型不同而治疗方案不同，多用手术联合放射治疗、化学药物治疗等综合治疗。

1. **手术治疗** 手术时首先应详细探查，包括腹腔冲洗液或腹水的细胞学检查，横膈、盆腹腔脏器、盆腔淋巴结、腹膜后淋巴结的触诊，以进行准确的肿瘤分期。早期患者的手术方式分为全面分期手术和保留生育功能的分期手术。全面分期手术的范围包括双侧附件、子宫、大网膜切除和盆腔及腹膜后淋巴结清扫术。对于肿瘤在盆腔有广泛种植转移的晚期患者，主张尽可能做肿瘤细胞减灭术。

2. **化学药物治疗** 由于卵巢恶性肿瘤尤其是上皮癌很早扩散，手术时多数病例已不能清除病灶，而且放射治疗的效果及应用也很有限，因此全身性化学药物治疗是一项重要的辅助治疗方法。尤其是恶性生殖细胞肿瘤，规范化学药物治疗可明显提高患者生存率。一些晚期患者，经化学药物治疗后肿块可以缩小，为手术时满意减瘤创造有利条件。

3. **放射治疗** 卵巢恶性肿瘤的放射敏感性差别很大，卵巢内胚窦瘤、未成熟畸胎瘤、胚胎癌最不敏感，卵巢上皮癌及颗粒细胞癌中度敏感，无性细胞瘤最敏感，手术后再用放射治疗多能得到控制。但由于无性细胞瘤等恶性生殖细胞肿瘤患者多为青少年且化学药物治疗效果好，腹盆腔放射治疗的副作用较大，放射治疗已很少用于卵巢恶性肿瘤。

卵巢癌如何手术治疗？

手术分为彻底手术和保留生育功能的保守性手术，彻底手术的范围包括双侧附件子宫大网膜、阑尾切除和盆腔及腹膜后淋巴结清扫术。对于肿瘤在盆腔有广泛种植转移的患者，主张尽可能做肿瘤细胞减灭术。据报道：手术切除干净的患者术后化学药物治疗的完全缓解率为 83%，基本切净者（残存瘤直径<2

厘米）完全缓解率为 59%，而部分切除者（残存瘤直径>2 厘米）术后化学药物治疗的完全缓解率为 42%，尽管恶性生殖细胞肿瘤对联合化学药物治疗敏感，但手术应尽量将肿瘤切除干净。另外，患者手术后属于术后康复期。在康复期的治疗上也是尤为重要的。因为存在的复发和转移概率是很高的，术后残余的癌细胞会不定时地向各部位转移，术后患者可辅助化学药物治疗，以便清除术后残癌，且还应予以患者口服硒维康口嚼片行补硒调理，一是调节免疫，加快术后恢复；二是增强患者身体对化学药物治疗的耐受性，缓解化学药物治疗副作用，辅助患者顺利完成治疗，以及提升治疗效果。

卵巢癌患者手术前后如何护理？

1. 术前　手术前最好能多与患者交流，让卵巢癌晚期患者放松，转移患者的注意力，消除紧张的心理，家属要多鼓励患者，增强其自信心。另外，手术前根据卵巢癌患者的不同情况给予相应休息方法，注意冷暖，饮食方面注意摄入高热量、高维生素、高蛋白及低脂饮食，术前 6～8 小时禁食。

2. 术后　手术后的护理可包括对患者的饮食护理、身体护理。

（1）饮食护理：肠蠕动未恢复前应给患者足够和恰当的补液，可以进少量流质饮食，禁甜食。肠蠕动恢复后即可鼓励进食，手术后的饮食应以清淡、高蛋白、高热量、低脂肪为主，适当补充钾、钠电解质及输液，以防水、电解质紊乱等。

（2）身体护理：麻醉完全清醒后，应采取半卧位，使腹壁松弛，可减轻腹壁切口的疼痛，有助于深呼吸运动，易于将肺部分泌物咳出。此外，还需鼓励患者早期起床活动，促使肠蠕动恢复、减少腹胀等，也可减少肺部感染、血栓形成及压疮等并发症。

卵巢癌患者化学药物治疗前后如何护理？

1. 心理护理　患者大多会产生悲观情绪和恐惧心理，思想包袱较重，对化学药物治疗的不了解，对疾病预后的恐惧导致患者情绪低落。所以护理人员要与患者建立良好的护患关系，掌握患者基本信息，保护个人隐私，与患者交谈应态度和蔼，语速适中。对患者提出的各种问题给予耐心细致的解答。详细准确解释化学药物的毒副作用及不良反应。使患者及其家属有充分的心理准备，消除其紧张、焦虑心理，树立战胜疾病的信心，更好地配合化学药物治疗护理，以期早日康复。

2. 化学药物治疗前护理　患者入院后即行血常规，肝肾功，心电图，肿瘤标志物等检查。早晨排尿、排便后空腹穿单衣测体重及身高，计算化学药物治疗药使用剂量。向患者说明化学治疗药物的不良反应及注意事项。

3. **胃肠道反应护理** 胃肠道反应是化学药物治疗患者最常见的症状，患者在化学药物治疗过程中出现恶心、呕吐、厌食、腹泻等症状，从而导致不适，营养不良，水、电解质失衡。这是因为多数药物作用于中枢神经及对胃肠道黏膜上皮有抑制作用。医护人员应向患者解释药物的副作用，鼓励其进食。对呕吐患者合理安排进食时间，少食多餐易消化的食物，多饮白开水。若症状较重者，遵医嘱给予止吐药。症状较轻的腹泻、便秘者可对症处理。记录患者液体出入量及定时查电解质，酌情按医嘱补液。

4. **免疫力下降的护理** 所有的化学抗癌药物都有细胞毒性，因此常导致患者贫血，白细胞、血小板减少。对于贫血患者应鼓励其进食高热量、高蛋白，多维生素、易消化的清淡饮食。少食多餐，避免辛辣等刺激性食物。同时，由于白细胞减少，患者免疫力下降，抵抗力减弱，易发生感染，嘱患者要养成良好的卫生习惯。经常洗手，不去人多密集的场所，预防感冒。对于血小板减少的患者，刷牙时用软毛刷，避免牙龈出血。鼻出血随时报告医护人员，必要时给予输血。

5. **神经系统反应护理** 神经系统反应多样，如出现手足麻木、乏力、听力减退等症状时应立即停药，并给予对症处理，一般可自行恢复。

6. **肾毒性护理** 鼓励患者多饮水，每日入量在 3000 毫升以上，尿量每日应在 3000 毫升以上。以促进药物排泄，减轻药物对肾脏的损害。密切观察肾功能变化，出现任何不适，及时报告医护人员。

如何预防卵巢癌？

1. **早期教育** 目前媒体对宫颈癌的科普宣教很多（其早期症状易被发现），与此同时也应加大对卵巢癌的宣传力度，让人们加深了解，加强防范。动员女性每年做体检时，应加做腹部 B 超和阴道超声进行筛查，以尽早发现卵巢癌的蛛丝马迹。

2. **卵巢癌的早期症状** 如腹胀、腰酸、乏力、腰围增粗以及尿频、月经改变（如月经不规则或经量增多）、大便习惯改变（包括腹泻或便秘）等。尤其是经常有前四种症状时，一定要予以重视，应到医院检查确诊原因。

3. **重视检查** 一般体检发现不了卵巢癌，有时做腹部 B 超和阴道超声检查及 CT 都难以确诊，如果加上肿瘤标志物 CA125 的检查，诊断效果会更加确切。早发现、早治疗，可提高患者生存率。

4. **饮食营养要均衡** 少食用高胆固醇和高脂食物，多食用含胡萝卜素多的食品。世界卫生组织鼓励女性在生育的基础上，采取服用避孕药的方式避孕，以抑制卵巢排卵，降低发病率。服用避孕药 5 年的女性，在今后的 10 年内罹患卵巢癌的概率会大大减少。另外，要养成良好的生活习惯和自我卫生习惯，减少病毒感染等。

卵巢癌患者饮食原则有哪些？

1. 补充蛋白质 对于患有卵巢癌的患者来说，补充蛋白质是极为重要的，因此在平时除了要多吃牛奶、鸡蛋外，对于蔬菜、水果等食物同样也不能少。在这些食物中同样含有植物蛋白，而且维生素、矿物质的含量也不少。

2. 饮食清淡 患有卵巢癌的女性，在日常的饮食中要少吃一些肥甘厚味的食物，对于像肥肉等含油脂多的食物一定要避免摄取。日常饮食最好是以清淡为主，但并不是说就完全拒绝肉类食物，像鱼肉、鸡肉、鸭肉等含脂肪少的食物可以适量摄取。

3. 适当进补 如果是已经手术的患者，在手术后的饮食中，可适量多增加一些具有滋补作用的食物，以此来养身调经。像石榴、罗汉果、桂圆、桑葚、黑芝麻、黑木耳、绿豆、鲫鱼、鲤鱼等食物都具有很好的滋补功效，但在滋补的时候也不是说越多越好，还应该注意节制。

4. 不吃刺激性食物 烟熏、油炸、烧烤等食物中含有亚硝酸盐，这类食物会对卵巢癌的治疗及恢复起到阻碍作用。一些辛辣、腌制等食物也同样会影响疾病的康复。

5. 拒绝挑食 饮食一定要建立在均衡摄取的基础上，挑食会导致营养不均衡而影响卵巢癌的治疗及恢复。富含纤维素、微量元素的食物必须多吃，如香菇、黄豆、新鲜的蔬菜、冬菇、甲鱼、海带、紫菜、牡蛎等。

卵巢癌患者可以妊娠吗？

卵巢癌可发生于女性任何年龄，终身不孕、多次流产、卵巢良性肿瘤都是卵巢癌的诱发因素。其中，终身不孕的丁克族就属卵巢癌高危人群。事实上，女性每一次排卵和修复过程对卵巢上皮都有伤害，很可能因此引起卵巢上皮基因突变而导致癌变，形成卵巢上皮癌。随着妊娠次数增多，育龄女性发生卵巢癌的概率逐渐降低，而不孕妇女更易患卵巢癌。因为妊娠期间卵巢停止排卵，产后哺乳期卵巢一般也不排卵，故一次生育可让卵巢休息养护 1 年有余。长期独身也会导致内分泌失调，让卵巢癌有机可乘。以下有 2 种情况应提高警惕：

1. 曾有较长时间卵巢功能障碍，如月经过多、经前紧张综合征、乳房胀痛、多次自然流产、不孕及过早绝经等。

2. 较长时间原因不明的食欲缺乏、腹胀和腹痛症状。在卵巢肿瘤的发病率中，未生育的妇女高于有生育史的妇女；女性如果有一次完整的孕育过程，能增强防范卵巢癌、乳腺癌等妇科肿瘤的免疫力。一般癌症的基因都有遗传倾向，但不一定遗传。有卵巢癌家族史的，慎用刺激卵巢的药物，如避孕药、女性激素等。

发生卵巢癌有哪些高危因素？

1. **年龄** 50岁以上妇女发病率明显升高。

2. **内分泌紊乱** 排卵与卵巢癌的发生密切相关，这是因为排卵过程中上皮细胞持续受损，在再生细胞分裂修复卵巢的小伤口过程中难免有异常修复，出现细胞繁殖错误，这是一种致癌的可能。妊娠及哺乳期，卵巢停止排卵，处于暂时休息状态，避免了不间断的每月排卵，起到保护作用，减少了卵巢癌的发生风险。据估计每次妊娠将减少10%的卵巢癌发生危险率，故未婚、晚婚、不孕、少育、使用促排卵药、不哺乳者发生卵巢癌的风险明显增加。美国医师协会研究资料表明，不孕症妇女服用氯米芬等促排卵药12个周期以上发生卵巢癌的风险可增加2～3倍。另一项研究表明，现在广为流行的激素替代疗法也可以使卵巢癌的发生风险增加。

3. **家族因素** 大量研究表明，卵巢癌家族史是卵巢癌发病的最重要的危险因素，有卵巢癌家族史的妇女，70岁前发生卵巢癌的风险为10%。在卵巢癌患者中有5%～10%属遗传易感者，具有卵巢癌家族史的一级亲属患卵巢癌的风险较一般人群高50%。目前研究表明：大多家族性卵巢癌与基因的胚胎期发生突变有关，携带卵巢癌易感基因的妇女，一生当中患卵巢癌的风险高于正常妇女2～4倍。

4. **环境污染与不良情绪** 现在大量研究资料表明，在生殖器附近使用滑石粉或接触放射线及吸烟等均可增加卵巢癌的发生风险。此外，情绪异常也被视为可能的易感因素：表现为压抑情绪，尤其是压抑愤怒，不善于发泄情绪、过分克制等，这种心理冲突会影响机体的内分泌及免疫系统，从而导致卵巢癌的发生。

未婚、未育的女性有可能患卵巢癌吗？

卵巢癌可发生于任何年龄阶段的女性，包括未婚与未育的女性，并且未婚、未育女性发生卵巢癌的概率较已育女性更高。因此未婚女性若有月经不调、髋骶部疼痛、腹痛等症状时，应警惕是否为卵巢癌的征兆。

1. 未婚、未育女性分娩次数少或没有，其发生卵巢癌的可能性反而增加，这可能与未婚、未育女性体内的雌激素水平失衡、雌激素过多有关。而雌激素分泌过多是导致卵巢癌的主要原因之一。

2．卵巢癌的发病与遗传因素、饮食习惯有较大关系。有家族遗传病史的未婚女性最好进行基因检测，通过基因检测筛查并尽早预防卵巢癌。而未婚女性的不良饮食习惯，包括大量脂肪的摄入、不恰当服用保健品等也是造成女性患卵巢癌的原因。

3．卵巢癌发病还与环境因素有关。导致未婚女性患卵巢癌的因素还包括 X 线照射、病毒感染、化学致癌物质的刺激作用等。如很多化妆品中含有激素或致癌物质，女性若长期使用这类化妆品可造成体内雌激素过多及失常，可导致卵巢癌的发生。

4．由于未婚、未育女性往往会忽略生殖系统的保健和定期检查，没有及时发现和治疗生殖疾病，加之卵巢癌的早期症状不明显，因此也造成了未婚女性卵巢癌的高发病率。所以成年女性即使未婚、未育，也应定期进行妇科检查，及时发现疾病并治疗。

对卵巢癌患者如何进行人文关怀护理？

1．**心理人文关怀** 卵巢癌的病死率高、生存期较短、并发症较多，很多患者因此而产生焦虑、不安、抑郁、恐惧等不良心理。对此，护理人员应及时做好心理护理干预。

（1）以亲切的态度主动与患者沟通交流，了解患者心理状态不佳的原因。

（2）鼓励患者与其他病友多多交流，相互鼓励，从而增强对抗病魔的勇气和信心。

（3）向患者讲解卵巢癌的相关知识，耐心解答患者提出的问题，给患者提供以往治疗成功病例的资料。

（4）为患者播放轻音乐，给患者提供报纸、杂志、书籍，转移患者的注意力，防止患者过分关注自己的病情。

（5）叮嘱患者家属多关心和陪伴患者，多陪患者走动，让患者感受到亲情、友情的温暖。

2．**生理人文关怀** 疼痛是卵巢癌患者最典型的症状表现，很多患者因疼痛加重或持续疼痛而产生悲观、抑郁情绪，生活质量严重下降。因此，护理人员在护理过程中需采取措施来减轻患者的疼痛。例如，遵医嘱给予患者镇痛药物，或者采用手法按摩、热敷等方式来减轻患者的痛苦。

3．**环境护理** 为使患者能够有一个安静舒适的住院环境，护理人员应做好环境护理。首先，护理人员应为患者创造安静的休息及睡眠环境，尤其是夜间要尽量减少病房内人员的走动，查房时尽量放轻动作。其次，护理人员应调节好室内温度及湿度，使患者感觉舒适。最后，护理人员应经常更换床单、被罩等床上用品，保持病床干净、整洁。

4. 饮食指导　若患者正处在化学药物治疗期间，则护理人员应叮嘱患者避免食用高脂肪、刺激性强的食物，以防止并发症的发生。嘱患者多进食富含维生素和蛋白质的食物，从而补充机体能量消耗。日常饮食搭配应合理，主食应清淡、易消化，控制食盐的摄入。饭后半小时可吃一些新鲜水果，从而补充维生素、预防便秘。如果患者有吸烟、喝酒等习惯，则护理人员应向患者说明吸烟和酗酒不仅会危害自身健康，而且还会影响到其他患者的健康，监督患者戒烟、戒酒。

阴道 B 超引导下卵巢囊肿穿刺术后如何护理？

经阴道 B 超引导下行卵巢囊肿穿刺术是近年来被广泛应用的微创治疗技术，其避免了手术的巨大创伤，具有微创、安全、有效、并发症少的优点，可反复多次进行并最大限度地保护卵巢功能。

1. 术前准备　术前进行血常规、出凝血四项及阴道 B 超检查，手术当日行阴道分泌物检查无异常。协助患者取膀胱截石位，用 0.1% 碘伏消毒外阴，后用生理盐水冲洗干净，用窥器打开暴露子宫颈，再用 0.1% 碘伏消毒阴道及子宫颈，后用生理盐水反复冲洗，直至生理盐水澄清无白带为止，如为较寒冷天气冲洗时使用温盐水。冲洗过程要把窥器取出后重新放置，以免窥器遮挡处阴道分泌物遗留，最后医生更换窥器给予少量镇痛药。

2. 术中护理　护士握住患者双手，与患者交谈，分散患者的注意力，密切观察患者神态变化，若出现下腹胀痛明显并脸色苍白、冒冷汗者，立即报告医生停止手术，给予氧气吸入，并嘱咐患者深呼吸，放松心情，同时做好生命体征的监测。如术中发现有持续出血情况，立即建立静脉通道，按医嘱给予止血、氨甲苯酸、酚磺乙胺等药物处理，把急救车推至床旁，备齐急救药品，处于应急状态，与此同时通知手术室做好腹腔镜止血准备，以防出血不止。

3. 术后护理　穿刺术后留院观察 2 小时，随时观察有无不适。经阴道 B 超引导下卵巢囊肿穿刺术后，患者通常会有少许腹痛，经休息可缓解，有少数患者由于手术前应用镇痛药如盐酸哌替啶后会出现头晕、恶心、呕吐等，与穿刺后合并出血症状相似。因此，医护人员必须要有高度的责任心，严谨的科学态度，认真、仔细地做好术后观察。

4. 健康教育　对患者进行必要的宣教和指导，交代患者术后 2 周内禁止盆浴，1 个月内禁止性生活，如出现腹痛、腹胀、肛门坠胀、阴道出血等异常表现，应及时就诊。普及患者的妇科生理知识，使其认识和了解女性器官的位置和功能及引起疾病发生的原因，减轻患者的心理压力，正常规律地饮食生活，避免久坐，劳逸结合。

卵巢癌如何进行化学药物治疗？

1. 全身化学药物治疗

（1）卵巢上皮癌：初次化疗的患者首选紫杉醇+卡铂，早期建议化疗 3～6 个周期，晚期建议 6～8 个周期；复发患者的化疗，对于首次化疗结束后 6 个月以才出现复发者，可以考虑行原方案，也可选用复发二线治疗方案。而对首次化疗进展或首次化疗结束后 6 个月以内出现复发者考虑复发二线治疗方案。

（2）生殖细胞癌：建议 BEP 方案（博来霉素+依托泊苷+顺铂方案）。

2. 腹腔化学药物治疗 常用药物为顺铂+多柔比星，对许多一线化疗失败的晚期病例以大剂量顺铂+多柔比星腹腔灌注，有效率为 42%；顺铂+依托泊苷腹腔化疗治疗顽固或复发卵巢癌，有效率为 40%；顺铂+5-氟尿嘧啶，是目前常用的腹腔化疗方案之一，疗效较好。

腹腔内热灌注治疗的患者如何护理？

1. 腹腔内热灌注化疗前的准备 穿刺前患者应排空膀胱，以免穿刺时损伤膀胱。穿刺时根据患者情况采取适当体位，可取坐位、半坐卧位、平卧位，尽量使患者舒服，以便能够耐受较长的操作时间。顺铂对肾小管有损害作用，用药前需大量输液进行水化治疗，同时鼓励患者多饮水，使尿量达到每小时 150 毫升，保证每日入量在 4000 毫升以上，尿量在 3000 毫升以上，以减轻肾毒性。少尿者可应用利尿剂，促进药物及毒素排泄。

2. 腹腔内热灌注化疗中的配合 为减轻化疗的反应及提高腹腔化疗的疗效，对有腹水的患者尽可能减少腹水。化疗过程中注意观察患者的血压、脉搏、呼吸、腹部情况及有无胃肠道反应等，穿刺部位有无红肿、硬结及出血，滴注是否顺畅。询问患者有无不适，若感头晕、恶心、心悸、呼吸困难，应及时处理，指导患者在腹腔化疗中避免咳嗽及移动，以免损伤膀胱和肠管。

3. 腹腔内热灌注化疗后的护理 腹腔化疗完毕，协助患者勤翻身，不断更换体位，左侧、右侧、仰卧、坐位交替进行。每体位保持 10～15 分钟，使药液广泛均匀与腹腔各脏器及腹膜表面接触，充分吸收以达到最佳治疗效果。化疗结束后，30 分钟巡视 1 次，密切观察化疗药物所致的不良反应，同时注意观察穿刺部位敷料是否干燥，如发生渗血、渗液，应及时更换敷料。有腹水者侧卧时使穿刺侧向上，避免腹水顺穿刺针眼外渗，造成局部感染。

《 第五章

输卵管癌

什么是输卵管癌？

输卵管是一种很少见的妇科恶性肿瘤，常发生在不孕或患有慢性附件炎、输卵管结核的妇女，发病率占女性生殖道恶性肿瘤的 0.5%～1.8%。好发年龄为 40～60 岁，2/3 病例发生在绝经后，1/3 发生在更年期。输卵管癌病因迄今尚不清楚，多数学者认为输卵管癌发病可能与慢性炎症刺激有关。原发性输卵管癌早期诊断困难，故预后极差，5 年生存率为 21%～44%。

输卵管癌大多为腺癌，分为乳头型、乳头腺泡、腺泡髓样性。多数输卵管癌为中分化或低分化。

1．**乳头型** 为较早期病变，恶性程度较低。局限于黏膜，无肌层浸润。呈乳头状向腔内突出。乳头被覆柱状立方上皮，复层排列，形态不规则，极性消失。核染色深，有分裂象。常可见到正常黏膜与癌的过渡区。

2．**乳头腺泡型** 见于较晚期及恶性程度较高者。乳头结构存在，细胞分化较差，异型性明显，并有小腺泡或腺腔形成，常伴有输卵管肌层浸润。

3．**腺泡髓样型** 见于较晚期及恶性程度较高者。

输卵管癌有哪些诊断检查？

1．**B 超检查** 阴式超声检查与其他筛查技术的联合检查对病变的诊断准确率更高。

2．**CT 和 MRI** 在鉴别输卵管和其他盆腔脏器肿瘤上，MRI 优于超声检查和 CT，但在区分良性和恶性病变时很困难。

3．**肿瘤标志物 CA125** CA125 升高结合 CA125 免疫闪烁显像技术可预测有无转移情况的发生。

4．**阴道细胞学检查** 子宫颈和子宫内膜检查排除癌症存在时，阴道脱落细胞内找到癌细胞，尤其是腺癌细胞，应考虑为输卵管癌。进行阴道后穹窿和宫腔吸出液的细胞学检查，可提高对输卵管癌的诊断。

5．**子宫内膜检查** 宫腔探查及全面的分段诊刮是必要的。有阴道排液、不

43

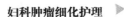

规则阴道出血或绝经后阴道出血的症状，如宫腔探查发现异常，子宫颈管及子宫内膜病理检查为阴性，应考虑输卵管癌的可能。如子宫内膜病理检测发现癌灶应首先考虑子宫内膜癌，但也不能排除外输卵管癌宫腔转移的可能。

6．宫腔镜及子宫输卵管造影检查　宫腔镜检查可观察子宫内膜情况，通过宫腔镜可吸取液体做脱落细胞学检查。

7．子宫输卵管碘油造影　对诊断输卵管癌有一定价值。

输卵管癌如何分期？

输卵管癌的分期见表 5-1。

表 5-1　输卵管癌的分期

分期	FIGO 分期标准
Ⅰ期	肿瘤局限于一侧输卵管，未穿出浆膜层
Ⅰa 期	肿瘤局限于一侧输卵管黏膜下或肌层，但未穿透浆膜层
Ⅰb 期	肿瘤侵犯两侧输卵管黏膜下或肌层，但未穿透浆膜层
Ⅰc 期	单侧或双侧输卵管受侵突破浆膜层或腹腔冲洗液细胞学阳性
Ⅱ期	肿瘤累及单侧/双侧输卵管并扩散至邻近盆腔脏器
Ⅱa 期	肿瘤扩散到或转移到子宫、卵巢
Ⅱb 期	肿瘤扩散或转移到其他盆腔脏器
Ⅱc 期	肿瘤扩散或转移到盆腔，伴腹水或腹腔冲洗液细胞学阳性
Ⅲ期	肿瘤超出盆腔范围，但局限于腹腔内
Ⅲa 期	仅在显微镜下可见肿瘤浸润至上腹腔膜、小肠或网膜
Ⅲb 期	肉眼可见肿瘤侵犯上腹腔、小肠或网膜，病灶＜2cm，局部淋巴结阴性
Ⅲc 期	肉眼可见肿瘤侵犯上腹腔、小肠或网膜，病灶＜2cm，局部淋巴结阳性
Ⅳ期	超出腹腔以外的转移，远处淋巴结阳性，肝实质转移，胸腔积液细胞学阳性

输卵管癌有哪些临床表现？

1．体征

（1）下腹包块：部分患者可在下腹触及包块，少数患者主诉腹胀。妇科行盆腔检查可触及包块。肿块多表面光滑，以实性或囊性为主，位于子宫的一侧或后方，有的陷于子宫直肠窝内，多数活动受限或固定不动。

（2）腹水：输卵管癌先从管腔内生长，腹水的发生不如卵巢癌那样多见。

（3）间歇性输卵管积水：典型的体征。

2. 症状　输卵管癌好发部位为输卵管壶腹部、伞部、双侧。典型的输卵管癌"三联征"为阴道排液、腹痛、盆腔包块。

（1）阴道排液或出血：输卵管癌最常见症状为阴道排液，排出浆性黄水，有时为血性。液体可能是输卵管上皮在癌组织刺激下产生的渗液，因为输卵管伞端闭锁或被肿瘤组织阻塞而通过宫腔从阴道排出。

（2）腹痛：为输卵管癌的常见症状，多数患者有下腹疼痛。腹痛多发于患侧，表现为一侧下腹间歇性钝痛或绞痛。

（3）其他：随着肿瘤增大压迫邻近器官或肿瘤广泛转移时可有腹胀、尿频、肠功能紊乱，甚至腹水及恶病质。

输卵管癌的治疗方法有哪些？

输卵管癌和卵巢癌的临床过程及扩散方式都非常相近，因此其治疗原则也与卵巢癌相同。以手术治疗为主，术后辅以化疗和（或）放疗，强调首次治疗的彻底性。

1. 手术治疗

（1）分期探查与手术分期：开腹经病理切片证实为输卵管癌，首先要进行全面的手术探查，确定手术分期。

（2）全子宫及双附件切除术：是早期（Ⅰ、Ⅱ期）输卵管癌最基本术式。除行全子宫、双附件切除外，还包括大网膜切除、腹膜后淋巴结选择性切除，Ⅱ期患者伴有盆腔转移者需同时切除受累的盆腔腹膜及转移病灶。

（3）肿瘤细胞减灭术：适用于Ⅲ、Ⅳ期的患者，应最大限度地切除原发肿瘤和转移肿瘤，使残余肿瘤直径≤2cm，以提高疗效。

（4）保守性手术：仅适用于年轻要求保留生育功能的Ⅰa期（限于黏膜层）的患者，腹水无恶性细胞或腹腔冲洗液阴性，行保守治疗（仅单次侧输卵管或单侧附件切除），预后较好。

（5）二次剖腹探查术：对于输卵管癌Ⅱ～Ⅳ期的患者，二次手术能更准确地评估其分期，并有利于再次缩减细胞和进一步治疗。

2. 化疗药物　化疗是输卵管术后主要的辅助治疗。只需密切随访观察。对大多数患者术后须行辅助化疗，应用的药物及方案大多数与卵巢癌相同。

3. 放射治疗　长期以来，无论是否做化疗，输卵管癌在手术切除后常规要进行放疗。其放疗技术与卵巢癌相同，包括全腹或盆腔的体外放疗及用放射性胶体进行腹腔内放疗。术后放疗的患者预后好于单一手术者。

输卵管癌的转移途径有哪些?

1. 直接蔓延　通过开放的伞端扩散到盆腔或腹腔,也可经过峡部到宫体向下侵犯子宫颈和阴道,或由一侧输卵管直接经过宫腔而扩散到对侧输卵管。如肿瘤浸润穿透输卵管浆膜层则扩散到盆腔及邻近器官,若穿透部位接近输卵管系膜,则可沿阔韧带扩散到腹股沟。

2. 淋巴转移　输卵管癌可循髂部、腰部淋巴结转移到腹主动脉旁淋巴结,有时也可侵犯髂间淋巴结及髂内淋巴结。约有 1/3 的患者会有腹膜后淋巴结受累或通过圆韧带达腹股沟淋巴结。

3. 血行转移　见于晚期癌症,较少见,可转移至肝、脾、阴道等全身任何地方,其中阴道转移多来自子宫内膜癌的转移性输卵管癌。

输卵管癌患者如何护理?

1. 病情观察

(1) 观察阴道分泌物:远端输卵管积液突然流出,形成阴道大量水性的血清样分泌物,腹部肿块随之变小。

(2) 观察下腹疼痛:约有 50%患者有下腹疼痛。多发于患侧,常表现为一侧下腹间歇性钝痛或绞痛,与疝气型腹痛相似。引起疼痛的发生机制可能是在肿瘤发展过程中,因管腔与伞端被肿瘤堵塞,导致输卵管腔内容物潴留,内压增加,引起输卵管蠕动增强。若阴道排出水样或血样液体,疼痛可缓解。

2. 术前心理护理　手术治疗是输卵管癌的主要治疗方法之一,患者因担心术后是否对身体及性生活造成影响,肿瘤有无恶变,导致情绪紧张、焦虑。为改变患者的心理状态,护士应多关心患者,为患者提供清洁、舒适、安静的修养环境。向患者介绍手术方式及手术后恢复过程,给患者讲解或演示术后卧床和恢复锻炼的方法,消除恐惧、悲观、失望心理,做到态度和蔼、语言亲切,做到在患者面前不议论病情,鼓励其保持乐观情绪,积极主动配合治疗。同时与家属沟通,调动家庭动力,创造支持型家庭环境,为患者提供心理及情感依托,提高治疗依从性,促进康复。

3. 术后护理

(1) 术后体位:术后 6 小时去枕平卧。

(2) 生命体征:监测患者呼吸、血压、心跳、体温等变化。

(3) 观察导尿管:保持尿管通畅,观察尿量。术后 48～72 小时留置尿管,保持外阴清洁,可用活力碘外阴擦洗。

（4）注意饮食：在肠道功能恢复后建议患者饮食要清淡，多摄取高蛋白、高纤维食物，多吃蔬菜、水果，保持大便通畅，因便秘易使阴道残端变薄，有破裂出血的危险。

（5）疼痛处理：与患者及家属沟通交流，解除疑虑和担忧，遵医嘱用药，保证疼痛治疗的有效性。

（6）伤口的观察：术后 24 小时内要观察伤口敷料有无渗血、渗液，各种引流管是否妥善固定，是否通畅。

（7）注意保养：病室要清洁，整齐，通风良好，保持身体清洁，保证充足睡眠。

《第六章

宫颈癌

什么是宫颈癌？

宫颈癌指发生在子宫颈阴道部或移行带的鳞状上皮细胞及子宫颈管内膜的柱状上皮细胞交界处的恶性肿瘤，是女性常见恶性肿瘤之一，是迄今为止唯一找出致病原因的癌症。宫颈癌是由人类乳头瘤病毒（HPV）引起的，HPV可直接通过皮肤接触传播，有十几年的潜伏期，故初期没有任何症状，宫颈癌可防可测，按时进行宫颈癌筛查就能有效避免不幸的发生。在我国，宫颈癌主要集中在中部地区，发病率农村高于城市，山区高于平原。

宫颈癌的病理分哪几型？

宫颈癌常见鳞癌、腺癌和腺鳞癌三种类型。

1. 鳞癌按照组织学分化分为Ⅲ级　Ⅰ级为高分化鳞癌，Ⅱ级为中分化鳞癌（非角化性大细胞型），Ⅲ级为低分化鳞癌（小细胞型），多为未分化小细胞癌。

2. 腺癌占宫颈癌15%～20%　主要组织学类型有2种。

（1）黏液腺癌：最常见，来源于子宫颈管柱状黏液细胞，镜下见腺体结构，腺上皮细胞增生呈多层，异型性增生明显，见核分裂象，癌细胞呈乳突状突入腺腔。可分为高、中、低分化腺癌。

（2）恶性腺瘤：又称微偏腺癌，属高分化子宫颈管黏膜腺癌。癌性腺体多，大小不一，形态多变，呈点状突起伸入子宫颈间质深层，腺上皮细胞无异型性，常有淋巴结转移。

3. 腺鳞癌占宫颈癌的3%～5%　是由储备细胞同时向腺细胞和鳞状细胞分化发展而形成，癌组织中含有腺癌和鳞癌两种成分。

宫颈癌的临床分型是什么？

宫颈癌在子宫颈唇和子宫颈管部皆可发生，但好发于子宫颈外口柱状、鳞状上皮交接处，后唇较多，子宫颈管次之，前唇又次之。宫颈癌是妇科最常见的恶性肿瘤之一，仅次于乳腺癌，时刻威胁着女性的身体健康和生命安全。最

48

初，癌变仅局限于子宫颈黏膜上皮层内，没有浸润，称为原位癌。当癌侵入黏膜下间质时，称为浸润癌。原位癌的子宫颈大致正常，早期浸润性癌的病变常限于子宫颈某一处，稍隆起，横径多在 1 厘米以下，发红、发硬、触之易出血。若发生在子宫颈管内，一般不易发现，当癌进一步发展到相当程度，外观表现可有以下 4 种不同类型的宫颈癌。

1. 菜花或乳头状型　最多见，是一个外生型的癌肿，呈菜花样，好发于子宫颈唇部，扩散性小，常伴有坏死、感染、出血现象，对放射线敏感。

2. 浸润型　主要呈浸润性生长，流血少，但侵犯性大，对放射线敏感性差。

3. 溃疡型　比菜花型少见，宫颈癌组织先破坏子宫颈表面，逐渐侵入，破坏更多而形成溃疡，此型多发于子宫颈唇及子宫颈管，常可见坏死组织，易合并感染，对放射线尚敏感。

4. 结节型　宫颈癌中最少见，子宫颈普遍肥大，主要向子宫颈深部浸润。一般似硬橡皮或木板样硬，对放射线中度敏感。

不论何型，宫颈癌晚期均可产生溃疡，由于癌组织大块坏死与脱落，此时子宫颈原形大部分或全部消失，呈火山口样。对宫颈癌的病理类型进行分析，有助于治疗方案的制订。

宫颈癌的临床分期是什么？

2014 年 FIGO 分期标准如表 6-1 所示。

表 6-1　宫颈癌的临床分期

分期	FIGO 分期标准
Ⅰ期	癌灶局限在子宫颈（侵犯子宫颈可以不予考虑）
Ⅰa 期	肉眼未见癌灶，仅在显微镜下见浸润癌（浅表浸润的肉眼可见癌灶为ⅠB 期）间质浸润测量范围局限于深度≤5mm，宽度≤7mm
Ⅰa1 期	间质浸润深度≤3mm，宽度≤7mm
Ⅰa2 期	间质浸润深度≥3mm 至 5mm，宽度≤7mm
Ⅰb 期	肉眼可见病灶局限于子宫颈或显微镜下病灶＞Ⅰa 期
Ⅰb1 期	肉眼可见病灶最大直径≤4cm
Ⅰb2 期	肉眼可见病灶最大直径＞4cm
Ⅱ期	癌灶已超出子宫，但未达盆壁。癌累及阴道，但未达阴道下 1/3
Ⅱa 期	癌灶累及阴道上 2/3，无明显宫旁浸润
Ⅱa1 期	肉眼可见病灶最大直径≤4cm
Ⅱa2 期	肉眼可见病灶最大直径＞4cm
Ⅱb 期	有明显的宫旁组织浸润，但未达盆壁

续表

分期	FIGO 分期标准
Ⅲ期	癌肿扩散在盆壁，肛诊癌灶与盆壁间无缝隙，癌灶累及阴道下 1/3，导致肾盂积水，或无功能肾
Ⅲa 期	肿瘤侵及阴道下 1/3，但未达盆壁
Ⅲb 期	肿瘤浸润大盆壁，导致肾盂积水或无功能肾
Ⅳ期	肿瘤侵及直肠黏膜或膀胱黏膜，或超出真骨盆
Ⅳa 期	肿瘤扩散至邻近的盆腔器官
Ⅳb 期	肿瘤扩散至远处器官

宫颈癌的病因有哪些？

宫颈癌是妇科最常见的恶性肿瘤之一，其发病率仅次于乳腺癌，排在所有女性恶性肿瘤第二位，每年国内新发宫颈癌病例高达 13 万以上，且其发病群体呈年轻化趋势。

1. 性因素 初次性行为年龄是诱发宫颈癌的高危因素，初次性生活过早的女性发生宫颈癌的风险较高。16 岁之前的女性子宫颈局部发育不成熟，受到性生活时的频繁刺激、创伤及感染等影响，发生宫颈癌的概率是 20 岁之后才有初次性行为女性的 2 倍。女性有多个性伴侣及不注意性卫生等性生活紊乱行为，也容易增加宫颈癌的发生风险。高危男性（包括前列腺癌、阴茎癌或前妻有宫颈癌等）也在女性宫颈癌发病中起着重要作用，包皮过长的男性包皮垢中胆固醇可转化为致癌物质而诱发宫颈癌。

2. 多次阴道分娩 研究表明分娩次数超过 2 次者在宫颈癌患者中所占比例明显高于健康人群，分娩次数大于 3 次为癌前病变的危险因素。分娩次数越多宫颈癌发病率越高，其原因可能与多次分娩刺激和损伤子宫颈，使得病原微生物入侵和感染概率增加，在子宫颈移行带区鳞状上皮化生、不断自行修复过程中导致异常增生，引起子宫颈上皮内瘤变及癌变。

3. 子宫慢性疾病 宫颈息肉、慢性子宫炎症、宫颈湿疣等慢性子宫疾病均具有发生癌变的潜在风险，与宫颈癌的发生可能密切相关。

4. HPV 感染 HPV 是一种可引起组织异常增生的、无包膜的小 DNA 病毒，其感染是宫颈癌及子宫颈上皮内瘤变的关键致病因素，可分为高危型和低危型，其中慢性高危型是宫颈癌发生的主要诱因，高危型 HPV 感染进展为宫颈癌是一个漫长的、复杂的过程。

宫颈癌的检查有哪些？

1. 子宫颈刮片细胞学检查 是宫颈癌筛查的主要方法，应在子宫颈转化区取材。

2. 子宫颈碘试验 正常子宫颈阴道部鳞状上皮含丰富糖原，碘溶液涂染后呈棕色或深褐色，不染色区说明该处上皮缺乏糖原，可能有病变，在碘不染色区取材活检可提高诊断率。

3. 阴道镜检查 子宫颈刮片细胞学检查巴氏Ⅲ级及Ⅲ级以上、描述性诊断分类为鳞状上皮内瘤变，均应在阴道镜观察下选择可疑癌变区行子宫颈活组织检查。

4. 子宫颈和子宫颈管活组织检查 为确诊宫颈癌及宫颈癌前病变的可靠依据。所取组织应包括间质及邻近正常组织。子宫颈刮片阳性，但子宫颈光滑或子宫颈活检阴性，应用小刮匙搔刮子宫颈管，刮出物送病理检查。

5. 子宫颈锥切术 适用于子宫颈刮片检查多次阳性而子宫颈活检阴性者；或子宫颈活检为子宫颈上皮内瘤变需排除浸润癌者。可采用冷刀切除、环形电切除或冷凝电刀切除。

宫颈癌的转移途径有哪些？

1. 直接蔓延最常见 癌组织局部浸润，向邻近器官及组织扩散。常向下累及阴道壁，极少向上由子宫颈管累及宫腔；癌灶向两侧扩散可累及子宫颈旁、阴道旁组织直至骨盆壁；癌灶压迫或侵及输尿管时，可引起输尿管阻塞及肾积水。晚期可向前、后蔓延侵及膀胱或直肠，形成膀胱阴道瘘或直肠阴道瘘。

2. 淋巴转移 癌灶局部浸润后侵入淋巴管形成瘤栓，随淋巴液引流进入局部淋巴结，在淋巴管内扩散。淋巴转移一级组包括子宫旁、子宫颈旁、闭孔、髂内、髂外、髂总、骶前淋巴结；二级组包括腹股沟深、浅淋巴结、腹主动脉旁淋巴结。

3. 血行转移较少见 主要发生在晚期或分化差的患者中，可扩散至肺、肝、肾、骨、脑等部位。

宫颈癌的临床表现有哪些？

1. 症状

（1）阴道出血：早期多为接触性出血；中晚期为不规则阴道出血。出血量根据病灶大小、侵及间质内血管情况而不同，若侵袭大血管可引起大出血。年轻患者也可表现为经期延长、经量增多；老年患者常为绝经后不规则阴道出血。一般外生型较早出现阴道出血症状，出血量多；内生型较晚出现该症状。

（2）阴道排液：多数患者有阴道排液，液体为白色或血性，可稀薄如水样或米泔状，或有腥臭。晚期患者因癌组织坏死伴感染，可有大量米汤样或脓性恶臭白带。

（3）晚期症状：根据癌灶累及范围出现不同的继发性症状。如尿频、尿急、便秘、下肢肿痛等；癌肿压迫或累及输尿管时，可引起输尿管梗阻、肾盂积水及尿毒症；晚期可有贫血、恶病质等全身衰竭症状。

2. 体征　原位癌及微小浸润癌可无明显肉眼病灶，子宫颈光滑或仅为柱状上皮异位。随病情发展可出现不同体征。外生型宫颈癌可见息肉状、菜花状赘生物，常伴感染，肿瘤质脆易出血。内生型宫颈癌表现为子宫颈肥大、质硬、子宫颈管膨大；晚期癌组织坏死脱落，形成溃疡或空洞伴恶臭。阴道壁受累时，可见赘生物生长于阴道壁或阴道壁变硬；子宫旁组织受累时，双合诊、三合诊检查可扪及子宫颈旁组织增厚、结节状、质硬或形成冰冻状盆腔。

宫颈癌的治疗方法有哪些？

1. 早期　主要以手术治疗和放射治疗为主。

（1）手术治疗的主要术式有全子宫切除术、次广泛全子宫切除术及盆腔淋巴结清扫术等，对于要求保留生育功能的早期患者，可进行子宫颈锥形切除术或根治性子宫颈切除术。相对来说，手术治疗的效果比较彻底，但极易引发并发症。

（2）放射治疗是将内照射和外照射结合，内照射针对子宫颈原发病灶，外放射针对原发病灶以外的转移灶。对于早期的患者，专家建议采用内照射的治疗方法。

2. 晚期

（1）化学药物治疗：常用的药品有顺铂、卡铂、紫杉醇等，利用这些药品阻止癌细胞对人体的侵袭，最终杀死癌细胞。化学药物治疗会伤害人体的正常组织结构，使患者身体出现不适，因此要根据自身情况，谨慎选择。

（2）生物治疗：从人的免疫系统入手，通过分子生物学、细胞工程学技术，增强机体对癌症的免疫活性。有细胞治疗和非细胞治疗两种。相比较来说，生物治疗的精准性更高。此外，宫颈癌的治疗应当注意日常的护理和饮食，增强免疫力，加强身体素质，再配合合理的治疗方案，以达到最佳的治疗效果。

怎样预防宫颈癌?

1. **保持营养均衡** 保持女性机体的营养均衡是宫颈癌的一个重要预防方法,保持充足的饮食营养供给,避免营养缺乏,如均衡摄入一些抗氧化的微量维生素,可有效预防宫颈癌的发生。

2. **禁止吸烟** 女性吸烟是引发宫颈癌的原因之一,长时间吸烟可削弱机体的免疫能力,增加浸润性宫颈癌的发生率,尤其是鳞状细胞癌。

3. **晚婚、少育** 晚婚、少育,且性生活适度,可有效预防宫颈癌的发生。早婚、多产、性伴侣过多、性生活过频都会诱发宫颈癌。

4. **避免口服避孕药** 女性患上宫颈癌,多与长期使用口服避孕药有关。使用避孕药的时间越长,发生宫颈癌的危险性越大。

宫颈癌的易感人群有哪些?

1. **年龄** 宫颈癌的发生与年龄有一定关系,35 岁以下的女性患宫颈癌概率较低,35~59 岁是宫颈癌高发人群,而 60 岁以后发病率下降,近年有年轻化趋势。

2. **早婚多育者** 北京市宫颈癌防治协作组报告显示,20 岁以前结婚的女性患病率比 21~25 岁的高 3 倍,比 26 岁以后结婚者高 7 倍。而且,生产次数越多,患宫颈癌的概率就越高。

3. **多性伴侣** 美国研究表明,性伴侣数≥10 个者在宫颈癌新发病例中占36%,因为精子进入阴道后产生一种精子抗体,这种抗体一般在 4 个月左右方能完全消失。如果性伴侣多性交过频,则会产生多种抗体,异性蛋白,更容易患宫颈癌。

4. **宫颈不典型增生者** 特别是中度和重度不典型增生患者,若不积极治疗很有可能转化为宫颈癌。

宫颈癌阴道冲洗的目的是什么?

绝大多数宫颈癌中、晚期患者,均有不规则的阴道出血及阴道排液,随着癌组织破溃可产生浆液性分泌物、晚期癌组织脱落坏死继发感染,则出现大量脓性或米汤样恶臭白带。因此阴道冲洗是宫颈癌患者在每次体外放射治疗后和腔内放射治疗前必不可少的护理措施。阴道冲洗的目的是清除坏死、脱落的组织,减少感染,促进局部血液循环,改善组织营养状态,避免阴道粘连,以利于炎症的吸收与消退；同时能清除放射治疗后坏死的组织，提高放射治疗敏感度，预防盆腔腹膜炎。

宫颈癌术后如何进行会阴护理？

密切观察阴道分泌物及出血情况，尤其在术后 7～10 日阴道残端缝合线的吸收或感染会增加残端出血的风险，应进行密切观察并详细记录阴道出血的情况。每日用 1∶1000 氯己定溶液冲擦外阴及尿道口，每日护理 2 次，保持会阴清洁，无分泌物及血迹。

宫颈癌患者放射治疗的不良反应有哪些？

放射反应分为近期反应及远（晚）期反应。近期反应指放射治疗过程中或结束不久产生的反应，可以在治疗停止或结束后恢复。晚期反应则指的是结束之后数月甚至数年之后出现的与放射治疗有关的反应，通常是放射治疗所致改变而遗留的后果，常迁延很长时间，症状明显，后果严重，常称之为放射治疗后并发症。并发症给患者带来了痛苦，严重者可影响患者的生存质量，甚至危及生命。常见的放射治疗反应有：放射性膀胱（或直肠）炎、骨髓抑制、宫腔粘连、放射性皮炎、阴道膀胱（或直肠）瘘、卵巢功能减退、子宫穿孔、不孕、肠穿孔等。

宫颈癌患者放射治疗期间应注意什么？

1．注意患者排尿情况，排尿困难超过 4 小时者需导尿。

2．观察阴道有无出血、渗血，若发现患者面色苍白、大量出血，甚至晕倒，应立即给予卧床，阴道填塞明胶海绵或碘仿纱条，必要时使用止血剂、输液、输血，并做好抢救准备。

3．观察体温及腹痛情况，注意预防盆腔炎发生。

4．坚持每日阴道冲洗 1 次，以清除坏死脱落的肿瘤组织，提高放射治疗的敏感性。

宫颈癌放射治疗患者出现不良反应如何护理？

1．*放射性直肠炎*　是宫颈癌放射治疗的早期并发症之一，放射性直肠炎按严重程度可分轻、中、重 3 度。

（1）患者出现腹痛、腹泻、里急后重等肠道刺激症状，甚至直肠充血、溃疡而导致血便。应配合医生拟订个体放射治疗计划，通过适当调整，使子宫位置前移。进行腔内治疗时要保持直肠空虚，有利于阴道填塞，减少直肠的辐射受量。

（2）对急性直肠炎应立即停止放射治疗，用消化道黏膜保护剂：思密达 3 克，口服，3 次/日，或每晚保留灌肠；腹泻次数多，口服易蒙停，抑制肠蠕动，延长肠内容物的滞留时间。

（3）严密观察大便的性状、腹痛的性质，防止水、电解质紊乱；了解贫血程度，贫血严重者应少量多次输血，并加强全身支持治疗。

2．放射性膀胱炎　放射治疗可引起膀胱黏膜充血、水肿、溃疡、出血，患者出现尿频、尿急、尿痛、血尿、排尿困难。晚期放射性泌尿系统并发症以放射性膀胱炎最常见，表现为反复发生的血尿，可造成严重的贫血，除消炎、止血、解痉、矫正贫血治疗外，可行局部止血处理，必要时行膀胱造瘘术。

（1）在实施盆腔放射治疗前，嘱患者排空小便；腔内放射治疗时，在阴道内填塞纱布，以增加放射源与膀胱间的距离，减少膀胱受累。

（2）轻、中度急性放射性膀胱炎，主要采用非手术疗法：嘱患者每天饮水1000～2000毫升，及时应用抗感染、止血及对症治疗，以缓解膀胱刺激征；每次排尿后注意外阴及尿道口清洁，防止逆行感染。重度出血者遵医嘱输新鲜血，纠正贫血，改善全身情况。

（3）重度放射性膀胱炎反复出现肉眼血尿者遵医嘱用庆大霉素 24 万单位+地塞米松 5 毫克+肾上腺素 1 毫克+生理盐水 50 毫升膀胱灌注，嘱患者排尽尿液后灌注，勤翻身、改变体位，使药液充分接触膀胱内壁，消炎、止血，促进上皮组织修复和黏膜愈合。

3．造血系统不良反应　放射治疗可引起患者血液系统的变化较多，主要因放射线抑制骨髓的造血功能所致，这与接触放射治疗的剂量、次数、照射面积有关，辅助化学药物治疗增敏亦与抗肿瘤药物副作用有关。因此，放射治疗患者每周应检验血常规 1 次，根据不同症状及时对症处理，如口服维生素、利血生、复方阿胶浆等，必要时输成分血和升白细胞治疗。

宫颈癌手术治疗方式有哪些？

1．扩大的筋膜外全子宫切除术　是指接近子宫颈分离侧平面但不包括子宫颈间质，在子宫颈附着处切断子宫骶韧带，切除的阴道壁为 1 厘米左右。一般良性妇科病所行的全子宫切除术，是在外侧平面分离，进入子宫颈间质恰好在主韧带附着的内侧切断，一些表面的子宫颈间质并未切除，而扩大的筋膜外全子宫切除术时，是在靠近子宫颈处切断子宫颈骶韧带，在子宫颈附着处切断阴道壁。筋膜外全子宫切除术适用于宫颈原位癌或Ⅰa1期癌。

2. 改良的子宫广泛切除术或子宫次广泛切除术 本手术是在子宫颈及盆壁之间靠近子宫颈外侧 1/3～1/2 的 2～3 厘米的距离处分离及切除子宫主韧带。在输尿管的内侧及在附着处的前方游离输尿管，但外侧仍附着于主韧带，这样保存输尿管的血供，大大减少了术后输尿管瘘的可能性。子宫骶韧带在其中分离，保存了膀胱的神经支配，手术后不需要长期留置尿管。本手术适用于宫颈癌Ⅰa2期肉眼未见明显病灶或病灶极小的浸润癌。

3. 子宫广泛切除术 是指全子宫切除，将子宫主韧带在盆壁肛提肌处切除，子宫骶韧带靠近其下外侧附着处切除，阴道必须切除上段的 1/3～1/2，宫旁组织应根据病灶范围切除 4 厘米以上。本手术适用Ⅰb～Ⅱa期宫颈癌的患者。

宫颈癌术前护理有哪些？

1. 心理护理 医护人员要了解患者的心理顾虑，真切关心患者的痛苦，预先警惕患者在手术时可能遇到的心理困境，根据每个患者的具体情况，制订有针对性的护理计划和措施。向患者介绍手术经过，手术的安全性及必要性，手术医生的技术水平及麻醉方法等，消除患者的疑虑，减轻其紧张、焦虑心理，鼓励其家属配合护士共同做好患者的心理护理，帮助患者树立战胜疾病的信心，以最佳的心理状态接受手术治疗。

2. 一般准备 术晨测体温、脉搏、血压，血压过高者可临时给予降血压处理，做好血生化、血常规、出凝血功能、血型等检测工作，以及配血、胸透、心电图、药物过敏试验等。

3. 营养支持指导 术前指导患者改善饮食，摄入高维生素、高热量、易消化的食物，纠正患者不良的饮食习惯，摄入足够的营养，以维持体重不继续下降。

4. 阴道、肠道准备 术前 3 天每天用 0.25%活力碘溶液冲洗患者阴道，1 次/日，术前 3 天给予无渣半流质饮食，术前 1 天给予流质饮食以减少粪便形成，术前 1 天晚上用肥皂水及清水灌肠 2 次，术晨再清洁灌肠 1 次，直至灌洗回流液中无粪便残渣为止。

宫颈癌术后护理有哪些？

1. 密切观察生命体征变化。

2. 硬膜外腰麻后去枕平卧头偏向一侧 6～8 小时，防止腰麻后头痛、呕吐误吸。12 小时后可取半卧位，防止伤口疼痛及发生肠粘连。

3．禁食、禁水 6 小时，给予心电监护 6 小时，必要时给予低流量吸氧。

4．腹部压沙袋 6～8 小时，观察腹部伤口敷料渗出情况，取下纱袋后用腹带加压包扎，保持伤口处清洁、干燥，必要时给予镇痛药。

5．观察并记录腹部引流管引流的颜色、量，保持引流管通畅，勿扭曲、打折、防止引流管脱出，避免将引流袋抬高于腹部，防止引流液逆行感染。

6．患者排气前可进食米汤、蔬菜汁并添加适量食盐，防止低钠，排气后可进食鸡蛋羹、面片、米粥等软食。

7．注意观察阴道分泌物及出血情况，每日会阴护理 2 次。

8．48 小时后可行腹部理疗，利于伤口愈合，避免肠粘连。

9．协助患者翻身，预防腹胀；活动下肢，预防下肢静脉血栓。

10．留置尿管 5～7 天，嘱患者多饮水，避免尿袋高于腹部，尿液逆行感染。

宫颈癌围术期如何进行心理护理？

1．**入院评估**　护理人员对宫颈癌患者在入院后对其心理状态进行评估，向患者普及该手术治疗的方法、护理方法及手术的安全性，从而减轻患者对于手术治疗的压力及焦虑等不良情绪，让患者以良好的情绪对待自身的病情。

2．**转移注意力**　为了转移患者对疾病的注意，可以通过指导患者看书、看报及听音乐等方法进行护理，并且护理人员通过对患者的心态放松，可让患者能自觉参加到疾病的心理护理中，护理人员还应多给予患者心理上的安慰与关心，让患者能树立战胜疾病的信心，从而减轻对疾病的焦虑心理。

3．**健康教育**　通过用电视、图片及录像等方法对患者讲解关于宫颈癌疾病的知识、宫颈癌的发展过程、心理护理方法及手术治疗方法，提高患者对于该疾病的认识，并降低其抑郁不安等不良情绪，提高抗病与治疗的信心。

宫颈癌术后并发下肢深静脉血栓如何护理？

宫颈癌术后极易出现并发下肢深静脉血栓，而所谓的下肢静脉血栓，主要是指患者静脉中的血液形成不正常而出现凝结的情况，具体临床表现有：下肢疼痛、肿胀、麻木等，是临床中比较普遍的病症之一。

1．**一般护理**　保持患者卧床状态，并且抬高患肢严格制动，有效控制患者血流，改善下肢肿胀，从而防止脱落栓子上行，不能对患者进行热敷按摩或是理疗，切忌压迫检查，避免突然变换体位，预防患者咳嗽时增加腹压，防止其静脉压上升，患者肿胀与疼痛改善之后，需要适度下床活动，积极增大活动量。

2．**饮食护理**　嘱咐患者多喝水，由此能够改善患者血液黏稠情况，多吃一些容易消化的食物，如低盐、高蛋白、粗纤维等，从而能够确保患者大便顺畅。

3. 药物护理　在对患者进行溶栓与抗凝治疗过程中，必须明确患者基本状况。

宫颈癌的免疫治疗有哪些？

1. 疫苗免疫治疗

（1）预防性疫苗。

（2）治疗性疫苗：目前治疗性疫苗分为 DNA 疫苗、重组载体疫苗蛋白和多肽疫苗等几类。

2. 过继细胞疗法　是指向患者体内输入具有抗瘤效应的免疫细胞，如非特异性的细胞因子诱导的杀伤细胞、自然杀伤细胞，特异性的细胞毒性 T 淋巴细胞等。由于在体外扩增，且所用细胞来源于患者自体外周血，避免了体内免疫抑制和异体排斥反应。

3. 基于免疫检查点抑制剂　全血激活凝血时间（ACT）需要肿瘤特异性抗原存在和离体的操作，而基于免疫检查点抑制剂的治疗是一种可运用于多种肿瘤类型的治疗模式。

4. 基于树突细胞的免疫治疗　树突状细胞（DC）是体内唯一能激活初始型细胞的、功能最强大的抗原提呈细胞。已有对 DC 作为细胞疫苗的研究，自体 DC 被加载肽/蛋白质抗原或转导以表达抗原，再输注回患者体内。

宫颈癌常见的化学药物有哪些？

1. 细胞周期非特异性药物　最常见的药物是铂类药物：顺铂、卡铂、奈达铂、洛铂、奥沙利铂等。

2. 抗肿瘤植物药　紫杉醇、多烯紫杉醇。

3. 喜树碱类药物　拓扑替康、伊立替康。

4. 嘧啶类似物　吉西他滨、氟尿嘧啶。

5. 长春碱类药物　长春新碱、长春瑞滨。

6. 分子靶向治疗药物　血管生成抑制剂主要有贝伐单抗、舒尼替尼、帕唑帕尼。

7. 血管内皮生长因子　既可诱导血管新生、淋巴管形成，还能促使宫颈癌前病变向浸润癌进展。

8. 表皮生长因子受体　主要有西妥昔单抗、帕尼单抗、吉非替尼、厄洛替尼、拉帕替尼。

9．哺乳动物西罗莫司靶蛋白抑制剂　主要有依维莫司和坦西莫司。

10．mTOR 抑制剂　限制肿瘤的增殖和进展的通路是 PI3K/Akt/mTO R 通路。

11．环氧合酶-2 抑制剂　如塞来昔布。

12．组蛋白脱乙酰酶抑制剂　分为丁酸盐、丁酸苯酯和丙戊酸。

13．氧肟酸盐类　伏立诺他、曲古抑菌素等。

14．环肽类　FK-228 、组蛋白脱乙酰酶抑制剂和环氧肟酸。

15．酰胺类　MS-275、MGCD0103 等。

宫颈癌筛查有哪些方法？

1．巴氏涂片技术。

2．细胞学的革新技术——液基薄层细胞学检测（TCT）。

3．用于子宫颈细胞学质量控制的电脑阅片。

4．子宫颈细胞学初筛的电脑阅片装置（AutoPap）。

5．检测 HC2 HPV DNA。

如何预防下肢深静脉血栓病？

下肢深静脉血栓病的发病原因很多，主要出现在各种手术后。如在宫颈癌手术后，患者受创较大，长期不能活动导致血液堵塞，在下肢深静脉中凝结，导致静脉中血液发生回流，形成下肢深静脉血栓。

1．时刻了解患者左右肢感官状况，留意患者下腰部状况，是否有疼痛，患者是否窝小腿，窝腿会出现血液流通不畅，造成血液回流；患者腿部肌肉是否僵硬，浅表静脉有无曲张，不要让患者在腿部垫垫子，否则也会造成血液不流畅。间隔性对患者进行腿部按摩，让患者腿部肌肉做长收缩运动，4 小时约 15 次。

2．观察患者腿部皮肤颜色及患者腿部是否出现低热，避免出现早期深静脉血栓，如出现下肢颜色异常、腿部低热肿胀，身体发冷、疼痛和麻木及时告知医护人员。

3．减少患者卧床时间，让患者术后早期下床轻微活动，避免长期卧床导致血液不流畅，减少患者侧卧或者半卧的时间，多走动有利于血液流畅。如果患者早期身体状况差不能活动，可以帮助其翻身，更换患者体位，让其尽量做一些活动，如深呼吸。

4．进行药物预防，肝素是一种低分子的血液稀释药物，术前给宫颈癌患者低剂量（5000 单位）的皮下注射，在手术后 12 小时后同剂量（5000 单位）皮下注射，如果患者是高危人群，可适量增加，防止血栓形成。

宫颈癌术后如何预防尿潴留？

高达 50% 的宫颈癌患者在术后会出现一定的膀胱功能性障碍，严重时发展为尿潴留。导尿管留置期间需做好固定，避免触碰和牵扯，医护人员需每天密切监察导管的情况，有异常情况时及时处理，并定期更换集尿袋，注意观察尿液颜色、性状、尿量等情况，预防尿道感染的发生。同时提醒患者注意会阴部位的清洁，清洗 2 次/日。鼓励患者多喝水，随着水摄入的增加尿量也随之增加，有利于使尿路更通畅，还能更加频繁地冲洗膀胱，降低感染率。按照患者的排尿习惯，针对性实施排尿护理，术后约 7 天应定时开启导尿管，通常需每 4 小时开放 1 次，选择膀胱充盈时开放。手术前 2 天主要以盆底、腹部肌肉活动锻炼为主，2 天后就可逐渐加强锻炼的强度，开始着重于括约肌、阴道及尿道的锻炼，术后约 1 周可逐渐加强腹部的锻炼，每次锻炼时间以 30 分钟为宜，锻炼频率可在身体承受范围内逐渐增加。测定残余尿量，注意观察患者的自主排尿情况，拔管 4 小时内应用膀胱容量测定仪对患者首次排尿后的残留量进行测量。

宫颈癌的放射治疗方式有哪些？

1. 体外照射　又称为远距离治疗，射线经过一定空间到达肿瘤组织进行治疗，目前大多采用直线加速器。

阴道癌的放射野应包括阴道的全部病灶、阴道旁和子宫旁组织、淋巴引流区域放射野上界一般设在 $L_5\sim S_1$（第 5 腰椎至第 1 骶椎）间，下界依肿瘤位置而定，可定在肿瘤最低点下 2～3 厘米或包括整个阴道，两侧界一般位于真骨盆骨性标志外 1～1.5 厘米。如果肿瘤位于或累及阴道下 1/3 者，放射野还应包括双侧腹股沟淋巴结区。阴道癌的盆腔照射剂量通常为 40～50Gy，若病理已证实腹股沟淋巴结阳性，肿瘤量应达 60Gy。通常采取分割照射的方式，放射治疗频率一般为每周 5 次。

2. 腔内照射　是指将放射源置于宫腔、阴道内进行治疗。在阴道癌中主要是针对阴道局部肿瘤，在充分考虑到皮肤及其他脏器耐受量的同时，使肿瘤区达到相对高的总剂量，提高肿瘤的局部控制率。腔内放射治疗的剂量参考点通常选择在阴道黏膜表面或黏膜下 0.5 厘米处，亦可选取肿瘤基底部。病变位于阴道上 1/3 时，结合宫颈癌治疗经验，放射治疗计划应参照宫颈癌的放射治疗方案，采用子宫腔管及阴道盒治疗，同时配合阴道塞子治疗。若病变位于阴道中下段时，以徒手组织间插植治疗为主，同时配合使用阴道塞子治疗，此方式可避免整个阴道黏膜受到高剂量的照射，减少并发症发生的可能，并提高肿瘤的局部控制。需注意的是，组织间插植治疗一般要求肿瘤的厚度应＞0.5厘米。

宫颈癌放射治疗患者的皮肤如何护理？

· 宫颈癌放射治疗患者照射野皮肤可出现红肿、干燥、瘙痒、脱皮或溃烂，放射治疗前应向患者说明保护照射野皮肤对预防皮肤反应的重要性。嘱其保持照射野画线的清晰，穿全棉、柔软、宽大透气的内衣，避免粗糙衣物摩擦。照射野可用温水和柔软毛巾轻轻沾洗，禁用肥皂擦洗，或热水浸浴，禁用碘酒、乙醇等刺激性消毒剂，局部皮肤不要搔抓，脱屑切忌用手撕剥，防止损伤皮肤。

第七章

子宫内膜癌

什么是子宫内膜癌？

子宫内膜癌是发生于子宫内膜的一组上皮性恶性肿瘤，好发于围绝经期和绝经后的女性。子宫内膜癌是最常见的女性生殖系统肿瘤之一，每年有接近20万的新发病例，是导致死亡的第三位常见妇科恶性肿瘤（仅次于卵巢癌和宫颈癌）。其发病与生活方式密切相关，发病率在各地区有差异，在北美洲和欧洲其发生率仅次于乳腺癌、肺癌、结直肠肿瘤，高居女性生殖系统癌症的首位。在我国，随着社会的发展和经济条件的改善，子宫内膜癌的发病率亦逐年升高，目前仅次于宫颈癌，居女性生殖系统恶性肿瘤的第二位。

子宫内膜癌有哪些临床症状？

极早期患者可无明显症状，仅在普查或妇科检查时偶然发现。

1. **出血**　不规则阴道出血是子宫内膜癌的主要症状，常为少量至中等量的出血。在年轻女性或围绝经期妇女常误认为是月经不调而被忽视。在绝经后女性多表现为持续或间断性阴道出血。有些患者仅表现为绝经后少量阴道血性分泌物。晚期患者在出血中可能混有烂肉样组织。

2. **阴道排液**　部分患者有不同程度的阴道排液。在早期可表现为稀薄的白色分泌物或少量血性白带，如果合并感染或癌灶坏死，可有脓性分泌物并伴有异味。有时阴道排液中可伴有组织样物。

3. **疼痛**　癌灶和其引发的出血或感染可刺激子宫收缩，引起阵发性下腹痛。绝经后女性由于子宫颈管狭窄导致宫腔分泌物引流不畅，继发感染导致宫腔积脓，患者可出现严重下腹痛伴发热。肿瘤晚期时癌组织浸润穿透子宫全层，或侵犯子宫旁结缔组织、子宫颈旁韧带、膀胱、肠管或浸润压迫盆壁组织或神经时可引起持续性、逐渐加重的疼痛，可同时伴腰骶痛或向同侧下肢放射。

4. **腹部包块**　早期内膜癌一般不能触及腹部包块。如内膜癌合并较大子宫肌瘤，或晚期发生宫腔积脓、转移到盆腹腔形成巨大包块（如卵巢转移时）时可能在腹部触及包块，一般为实性，活动度欠佳，有时有触痛。

5. 其他　肿瘤晚期病灶浸润压迫髂血管可引起同侧下肢水肿疼痛；病灶浸润压迫输尿管引起同侧肾盂、输尿管积水，甚至导致肾萎缩；持续出血可导致继发贫血；长期肿瘤消耗可导致消瘦、发热、恶病质等全身衰竭表现。

子宫内膜癌检查方法有哪些？

1. **B 超检查**　可以了解子宫大小、子宫内膜厚度、有无回声不均或宫腔内赘生物，有无肌层浸润及其浸润程度等，其诊断符合率达 80%以上。由于子宫内膜癌患者肥胖者居多，因此经阴道超声比经腹部超声更具优势。由于 B 超检查方便及无创，因此是诊断子宫内膜癌最常规的检查，也是初步筛查的方法。

2. **分段诊刮**　是确诊子宫内膜癌最常用、最有价值的方法。不仅可以明确是否为癌，是否累及子宫颈管，还可鉴别子宫内膜癌和子宫颈腺癌，从而指导临床治疗。对于围绝经期阴道大量出血或出血淋漓不断的患者，分段诊刮还可以起到止血的作用。分段诊刮的标本需要分别标记送病理学检查，以便确诊或排除子宫内膜癌。

3. **宫腔镜检查**　宫腔镜下可直接观察宫腔及子宫颈管有无癌灶存在，癌灶部位、大小、病变范围及子宫颈管是否受累等；直视下对可疑病变取材活检，有助于发现较小的或较早期的病变，减少了对子宫内膜癌的漏诊率。宫腔镜直视下活检准确率接近 100%。宫腔镜检查和分段诊刮均有发生出血、感染、子宫穿孔、子宫颈裂伤、人流综合反应等并发症，宫腔镜检查尚有发生水中毒等风险。对于宫腔镜检查是否可导致子宫内膜癌播散尚有争议，目前大部分研究认为宫腔镜检查不会影响子宫内膜癌的预后。

4. **细胞学检查**　可通过宫腔刷、宫腔吸引涂片等方法获取子宫内膜标本，诊断子宫内膜癌，但其阳性率低，不推荐常规应用。

5. **磁共振成像（MRI）**　MRI 可较清晰地显示子宫内膜癌的病灶大小、范围，肌层浸润及盆腔与腹主动脉旁淋巴结转移情况等，从而较准确评估肿瘤分期。CT 对于软组织的分辨率略低于 MRI，因此在具有条件的医院，应用 MRI 术前评估者较多。

6. **肿瘤标志物 CA125**　在早期内膜癌患者中一般无升高，有子宫外转移者，CA125 可明显升高，并可作为该患者的肿瘤标志物，检测病情进展和治疗效果。

如何诊断子宫内膜癌？

患者的病史、症状和体征，常提示临床医生高度警惕子宫内膜癌。确诊内膜癌的依据是组织病理学检查。

1. 病史和临床表现　对于绝经后阴道出血、围绝经期异常出血或排液的患者，必须首先排除内膜癌和宫颈癌后才能按照良性疾病处理。对具有如下高危因素的患者尤应高度重视：有子宫内膜癌发病高危因素者，如伴有高血压、糖尿病、肥胖的患者；多囊卵巢综合征、不育，绝经延迟者；有长期应用雌激素、他莫昔芬或有其他雌激素增高的疾病史者；有乳腺癌、子宫内膜癌家族史者。

2. 相关检查　结合 B 超、宫腔镜检查、细胞学检查及 MRI 等辅助检查进行诊断。

如何鉴别子宫内膜癌？

子宫内膜癌最常见的症状是绝经后出血或围绝经期出血，因此需与其他引起阴道出血的疾病相鉴别。

1. 功能失调性子宫出血　围绝经期功血以经期延长、经量增多或阴道不规则出血为特点，与子宫内膜癌症状相同，因此对于此类患者，即使妇科检查无阳性发现，也应行分段诊刮病理学检查排除内膜癌变方可对症治疗。对于存在阴道不规则出血的年轻女性，特别是合并不孕、月经稀发或多囊卵巢综合征的患者也应谨慎，如 B 超子宫内膜增厚或回声不均，亦应行分段诊刮排除子宫内膜癌或癌前病变。

2. 老年性阴道炎　常见于绝经后女性，表现为血性白带。查体阴道黏膜萎缩变薄，充血，有出血点，伴炎性分泌物，对症治疗后可好转。对此类患者，需先行 B 超排除子宫内膜病变、子宫颈细胞学检查排除子宫颈病变后方可按老年性阴道炎处理。

3. 老年性子宫内膜炎合并宫腔积脓　常表现为阴道排出脓液、血性或脓血性排液，患者可有发热，子宫多增大变软，有压痛。扩张宫口后有脓液流出，分段诊刮仅见炎性浸润组织。对于老年女性，宫腔积脓常与子宫颈管癌或子宫内膜癌并存，鉴别时必须注意。

4. 子宫内膜息肉或黏膜下子宫肌瘤　表现为月经过多或经期延长，或出血同时伴有阴道排液或血性分泌物，临床表现与内膜癌十分相似。可行 B 超，宫腔镜检查及息肉或肌瘤切除，以及分段诊刮确诊并治疗。

5. 子宫颈管癌、子宫肉瘤及输卵管癌　与子宫内膜癌一样，同样表现为不规则阴道出血及排液。子宫颈管腺癌可有子宫颈管增粗、变硬呈桶状，可通过分段诊刮、病理学检查及免疫组化确诊。子宫肉瘤有子宫短期内增大，变软，查体触及子宫包块，彩色超声多普勒检查有助于诊断。输卵管癌以阵发性阴道排液、阴道出血、腹痛为主要症状，查体可触及附件区包块，B 超或腹腔镜检查有助于确诊。

子宫内膜癌如何分期？

临床分期根据国际妇产科联盟（FIGO，2009 年）分期为准，见表 7-1。

表 7-1 子宫内膜癌的临床分期

分期	FIGO 分期标准
Ⅰ期	肿瘤局限于子宫体
Ⅰa 期	肿瘤侵犯肌层深度＜1/2
Ⅰb 期	肿瘤侵犯肌层深度≥1/2
Ⅱ期	肿瘤侵犯子宫颈间质，但无子宫体外蔓延
Ⅲ期	肿瘤局部和（或）区域播散
Ⅲa 期	肿瘤累及子宫浆膜层和（或）附件
Ⅲb 期	阴道和（或）宫旁转移
Ⅲc 期	盆腔淋巴结和（或）腹主动脉旁淋巴结转移
Ⅲc1 期	盆腔淋巴结阳性
Ⅲc2 期	腹主动脉旁淋巴结阳性伴或不伴盆腔淋巴结阳性
Ⅳ期	肿瘤侵及膀胱和（或）直肠黏膜，和（或）远处转移
Ⅳa 期	肿瘤侵及膀胱和（或）直肠黏膜
Ⅳb 期	远处转移，包括腹腔内和（或）腹股沟淋巴结转移

子宫内膜癌的治疗方法有哪些？

子宫内膜癌的治疗原则，应根据患者的年龄、身体状况、病变范围和组织学类型，选择适当的治疗方式。因内膜癌绝大多数为腺癌，对放射治疗不甚敏感，故治疗以手术为主，其他尚有放射治疗、化学药物治疗及激素等综合治疗。早期患者以手术为主，按照手术-病理分期的结果及复发高危因素选择辅助治疗；晚期患者采用手术、放疗与药物在内的综合治疗。

1. 手术　是子宫内膜癌最主要的治疗方法。对于早期患者，手术目的为进行手术-病理分期，准确判断病变范围及预后相关，切除病变的子宫和可能存在的转移病灶，决定术后辅助治疗的选择。手术步骤一般包括腹腔冲洗液检查、筋膜外全子宫切除、双侧卵巢和输卵管切除、盆腔淋巴结清扫+/-腹主动脉旁淋巴结切除术。

2. 放射治疗　单纯放射治疗仅适用于年老体弱及有严重内科合并症不能

耐受手术或禁忌手术者，以及Ⅲ期以上不宜手术者，包括腔内及体外照射。

3. 化学药物治疗　很少单独应用于子宫内膜癌的治疗，多用于特殊类型的子宫内膜癌，如浆液性、透明细胞癌等；或复发病例；或具有复发高危因素的手术后患者。

4. 激素治疗　晚期或复发患者；保留生育能力的子宫内膜癌患者；保守性手术联合大剂量孕激素保留卵巢功能；具有高危因素患者的术后辅助治疗。禁忌证：肝肾功能不全；严重心功能不全；有血栓病史；糖尿病患者；精神抑郁者；对孕激素过敏者；脑膜瘤患者。

如何护理子宫内膜癌手术患者？

1. 术前

（1）护理问题

① 焦虑：与患者入院后恐惧有关。

② 恐惧：与患者治疗方式及担心预后有关。

③ 知识缺乏：缺乏疾病相关知识。

（2）护理措施

① 恐惧患者的心理护理：要尽量采用非技术性的简单易懂的语言，让患者能够理解，帮助患者减轻对疾病及手术的焦虑及恐惧，建立信心，能主动配合治疗和护理。

② 饮食护理：向患者及其家属做好宣教，要加强营养，应给予高热量、高蛋白、高维生素的饮食，忌食脂肪含量较高的食物及辛辣刺激性食物。

③ 术前阴道准备：遵医嘱备皮、配血、青霉素皮试、术前禁食水。于手术前 1 天下午 20%甘露醇 250 毫升稀释 3～5 倍口服，术前清洁灌肠。遵医嘱进行阴道填充，留置尿管。

2. 术后

（1）护理问题

① 疼痛：术后麻醉药失效后伤口疼痛。

② 出血：与患者手术有关。

③ 有感染的危险：与患者手术有关。

（2）护理措施

① 麻醉药失效后，患者会出现不同程度的疼痛，因此，术后遵医嘱使用镇痛泵，向家属及患者交代如何使用，观察患者疼痛的性质、时间并做好记录，及时报告医生。

② 术后严密监测患者生命体征。麻醉过后，患者可能会出现不同程度的恶

心、呕吐、排尿不畅等症状，责任护士及时报告医生，向患者及其家属做好宣教，上述症状为术后常见并发症，遵医嘱使用药物治疗。

③ 术后做好伤口的感染预防，做好消毒工作，观察伤口有无脓性、血性分泌物，外阴有无鲜红色血性分泌物，观察颜色、性状及量并做好记录，及时报告医生，遵医嘱使用止血药物。

如何预防子宫内膜癌？

1．因子宫内膜癌病因尚不明确，目前尚不能预防其发病，因此，重点应放在早期发现、早期治疗上。对绝经后出血，更年期月经紊乱应注意排除子宫内膜癌的可能，对年轻妇女月经紊乱治疗无效者，亦应及时做 B 超检查和子宫内膜检查。重视子宫内膜癌的癌前病变，对已证实有子宫内膜不典型增生等癌前病变者，根据患者情况宜行全子宫切除术，有生育要求者应及时给予大剂量孕激素治疗并监测病情变化。

2．严格掌握激素替代治疗的适应证，并合理使用，对更年期及绝经后妇女更应慎用。对有子宫的妇女，在应用雌激素的同时宜适当应用孕激素保护子宫内膜，并严密监测。

3．改变生活习惯，节制饮食，加强锻炼，通过控制高血压、糖尿病、肥胖等"富贵病"的发生减少子宫内膜癌的发病率。

子宫内膜癌术后饮食护理有哪些？

1．进食不宜过早 一般在肛门排气后开始喝少量水，如无不适，可吃流食，如米汤、菜汤等，以后逐渐过渡到软食和普通食物。

2．术后饮食不宜过于精细 大部分人常以高蛋白质、高热量的饮食为主，忽略了维生素的摄入，而机体的修复是需要各种营养的，尤其是粗纤维食物。对于术后卧床的患者，吃粗纤维食物能起到增进胃肠活动、保持大便通畅的作用。

3．饮食宜忌 饮食宜清淡，忌食辣椒、麻椒、生葱、生蒜、酒类等刺激性食物，以及桂圆、大枣、阿胶、蜂王浆等热性、凝血性和含激素成分的食品。常吃富有营养的干果类食物，如花生、芝麻、瓜子等。多食瘦肉、鸡肉、鸡蛋、鹌鹑蛋、鲫鱼、甲鱼、白鱼、白菜、芦笋、芹菜、菠菜、黄瓜、冬瓜、香菇、豆腐、海带、紫菜、水果等。不食羊肉、虾、蟹、鳗鱼、咸鱼、黑鱼等发物。饮食定时定量，不能暴饮暴食。坚持低脂肪饮食，多吃瘦肉、鸡蛋、绿色蔬菜、水果等。多吃五谷杂粮如玉米、豆类等。

如何预防子宫内膜癌？

1．普及防癌知识。

2．重视绝经后妇女阴道出血和围绝经期妇女月经紊乱的诊治。

3．正确掌握雌激素应用指征及方法。

4．对有高危因素的人群应密切随访或监测。子宫内膜癌患者在治疗后应密切定期随访，争取及早发现有无复发，75%～95%复发是在术后 2～3 年。常规随访应包括详细病史（包括任何新的症状）、盆腔的检查、阴道细胞学涂片、X 线胸片、血清 CA125 检测及血常规、血生化检查等，必要时可做 CT 及 MRI检查。一般术后 2～3 年每 3 个月随访 1 次，3 年后可每 6 个月随访 1 次，5 年后 1 年随访 1 次。95%复发病例均可经临床检查、阴道细胞学涂片检查及血清 CA125 检查发现。

子宫内膜癌手术患者如何护理？

1．术前　协助患者完成术前各项检查。观察阴道出血量、性状及时间，并进行记录。如阴道排液为脓血性，有臭味，嘱患者勤换会阴垫、内裤、防止感染，必要时遵医嘱进行阴道冲洗。嘱患者半卧位，有利于引流。晚期患者因癌灶浸润及压迫神经而出现下腹及腰骶部疼痛，观察疼痛的时间及性质。尽量为患者提供安静、舒适的环境，必要时遵医嘱给予镇痛药物。晚期患者常表现为消瘦、发热、贫血等全身衰竭症状，监测血压、脉搏、体温的变化，及时给予协助。鼓励患者进食高蛋白、高热量、高维生素、易消化的饮食。遵医嘱按手术要求做好术前准备。

2．术后　密切监测生命体征，严密观察病情变化，尤其对于行根治术的患者。由于手术范围广，腹腔内出血、渗血多，易发生低血容量性休克。因此，术后要补充大量液体及血液、电解质，应建立两条静脉通路 24 小时维持。术后3 天内体温可略增高，一般不超过 39℃，如术后高热或体温正常后再次升高，应考虑有无感染。体温超过 39℃者，及时做血培养，对症治疗。

（1）子宫内膜癌Ⅰ期全子宫切除：根据麻醉方式的不同，采取不同的卧位。定时监测患者生命体征的变化，发现异常及时通知医生。观察阴道出血及伤口渗血量，并进行记录，发现异常及时通知医生。留置尿管期间，观察尿液的颜色、量及性状，定时进行会阴冲洗或尿道口擦洗，定期更换无菌引流袋。尿管拔除后协助患者离床活动，督促自行排尿并记录尿量。肠道排气前，不吃产气食物，少食多餐流质饮食可促进肠蠕动。排气后给予高蛋白、高热量、高维生素、易消化的饮食。伤口疼痛的患者，遵医嘱给予镇痛药物。患者未下床前，擦洗外阴 1～2 次/日。鼓励或协助患者勤翻身，遵医嘱下床活动，预防并发症的发生。

（2）子宫内膜癌 Ⅱ、Ⅲ 期手术范围较大：保持尿管通畅，术后保留尿管48～72 小时，注意尿液的颜色及量的观察，定时进行会阴擦洗，防止泌尿系统感染。尿管拔除后观察患者排尿情况，记录尿量，当尿量＜100 毫升/小时，说明膀胱功能已恢复。观察伤口有无红肿、渗血、渗液，保持伤口敷料清洁、干燥。合并糖尿病的患者，伤口一般愈合较差，发现异常及时通知医护人员。术后 6～7 天，阴道残端羊肠线吸收或因感染而致残端出血，观察并记录出血情况，嘱患者减少活动。化学药物治疗期间观察患者有无恶心、呕吐、腹泻、便秘等症状。多柔比星治疗时观察患者有无心脏不适，尿量及颜色的变化，发现异常立即通知医护人员。静脉给药过程中，定时检查回血，防止因药液外渗而造成局部皮肤坏死。卧床期间鼓励患者进行肢体活动，指导患者尽量早期下床活动，减少并发症的发生。

子宫内膜癌患者围术期如何护理？

1. 术前 协助患者进行术前准备，引导患者行必要的杀菌及消毒处理。由于女性阴道内存在多种病原体，当患者罹患子宫内膜癌时，阴道内部环境会发生不同程度变化，因此手术时易出现大量细菌繁衍、生殖的现象，进而引发感染症状。因此，术前护士应采用 75%的乙醇溶液或 1 %碘酒反复擦洗患者阴道后穹窿，给予彻底清洗及消毒。患者出现阴道出血后，应给予 0.25%碘伏棉球擦洗、消毒。

2. 术后 给予患者疼痛护理，可于术后 6～24 小时适当给予注射镇痛药，减轻患者痛苦，疼痛强烈的患者可采用镇痛泵，加强翻身、深呼吸、咳痰等护理。感染是患者术后常见的并发症之一，术后严密监测患者的生命体征等情况，嘱患者多饮水、勤排尿，适当进行体育锻炼，留置腹腔引流的患者，应监测引流液的量、性状、色泽，定期更换引流袋。给予患者护理时，采用屏风遮挡，注意保护患者隐私。

辅助化学药物治疗有哪些健康宣教？

在化学药物治疗开始之前，对患者进行必要的健康宣教。结合不同患者的实际情况，将所使用的化学药物治疗方案相关情况和注意事项等详细告知患者。将化学药物治疗过程中可能会出现的各种不良反应等告知患者，帮助患者做到对治疗心中有数。针对可能会出现的不良反应，向患者介绍一些相应的应对方法和措施等，以提高患者的自护能力，促进治疗的顺利开展。

子宫内膜癌开腹手术和腹腔镜手术有哪些区别？

子宫内膜癌传统治疗方法是开腹手术，但开腹手术创伤大、并发症多、患者术后恢复慢。近年来，随着腹腔镜技术的广泛应用，腹腔镜手术成为子宫内膜癌临床治疗的首选术式。腹腔镜手术具有创伤小、患者痛苦少、术后并发症少、恢复快、手术根治彻底等优点。与开腹手术相比较，可以显著减轻患者痛苦，促进疾病的快速恢复。

子宫内膜癌术后辅助放射治疗如何护理？

放射治疗护理分为近期和远期不良反应的护理，主要不良反应有骨髓抑制、放射性膀胱炎、放射性直肠炎等。

1. **骨髓抑制** 表现为外周血白细胞、血小板下降。白细胞计数<2.5 ×10^9/升、血小板计数<70×10^9/升时应暂停放射治疗。口服升白胺片，必要时给予粒细胞集落刺激因子或输新鲜成分血。

2. **放射性膀胱炎** 近期反应发生在治疗中，或停止治疗3个月内；远期反应发生在放射治疗后1年以上。表现为泌尿系统刺激症状、溃疡、阴道膀胱瘘。预防措施为嘱患者多饮水，每日2000～3000毫升。轻度症状者给予诺氟沙星、尿感宁、安络血等抗感染、止血的非手术疗法，必要时暂停放射治疗。

3. **放射性直肠炎** 多发生在放射治疗后半年至1年内，表现为肠壁狭窄、溃疡出血、肠梗阻等。轻、中度以消炎、止血或中药非手术治疗为主；重度手术治疗。假膜性肠炎可使用粪便灌肠。长时间腹泻可引起肛周皮肤红肿、痛、溃疡，需加强皮肤护理。禁食刺激性和润肠的食物。

4. **放射性皮炎** 干性反应如红斑、烧灼和刺痒感；湿性反应如皮肤充血、水疱形成、有渗出液。保持照射野皮肤清洁及干燥。用温水和柔软毛巾蘸洗，穿棉质宽松、柔软内衣。局部禁涂刺激性药物、贴胶布；避免机械刺激，如粗糙毛巾、腰带摩擦等。禁用手搔抓皮肤，撕剥脱屑。避免阳光照射和冷热刺激。重者暂停照射，涂红花油、京万红软膏等促进收敛愈合。

5. **阴道粘连及感染** 放射治疗后坚持阴道冲洗可减少阴道粘连、黏膜充血、水肿和清除坏死组织，增加放射治疗的敏感度。研究发现阴道冲洗时采用45°插入法插入扩阴器，可减轻患者疼痛感，提高舒适度。冲洗袋距离床边<70厘米，冲洗液以38～40℃为宜。放射治疗期间每日或隔日阴道冲洗1次直至治

疗后半年以上，无特殊情况可改为 1～2 次/周，坚持 2 年以上。为防止阴道挛缩和粘连，用扩阴器或手指进行阴道生理性扩张，2 次/天，10 分钟/次。

6. **消化道反应**　恶心、呕吐。口服维生素 B₆、甲氧氯普胺、思密达等，或大剂量孕激素减轻相应症状。

7. **放射性口腔黏膜炎**　表现为口腔黏膜充血水肿、溃疡、白膜形成、疼痛。保持口腔卫生，降低口腔温度，根据患者口腔 pH 选择合适的漱口液；有吸烟史者戒烟。

8. **宫腔积脓**　由感染而形成，患者可出现发热、腹痛等。放置宫腔引流管充分引流，酌情每日或隔日更换，直至无脓液排出为止，并应用抗生素治疗。

9. **盆腔纤维化**　可继发输尿管梗阻及淋巴管阻塞，引起下肢水肿。做好皮肤完整性的保护，抬高下肢，减轻肿胀感。用活血化瘀类中药治疗。

10. **性行为障碍**　放射治疗后阴道干燥、溃疡、粘连。患者可出现性交疼痛、出血、无性高潮等。坚持阴道冲洗，润滑剂的成分以水、矿物油和甘油为主。性激素水平低者可使用激素替代治疗。

子宫内膜癌的高危因素是什么？

糖尿病是子宫内膜癌的高危因素，糖尿病患者的高血糖水平和胰岛素缺乏，不仅加重机体蛋白质和糖分的代谢紊乱，而且还增加肿瘤患者能量消耗，加重消瘦，降低机体抵抗力，从而加重肿瘤化学药物治疗的药物不良反应，降低患者化学药物治疗的耐受性和依从性，不利于血糖水平的控制，从而进入恶性循环，严重影响患者治疗效果和生活质量。

子宫内膜癌合并糖尿病化学药物治疗期间如何护理？

1. **心理护理**　护士应主动与患者沟通，向其讲解该病相关知识，根据患者不同心理反应，给予个体化心理护理，帮助其树立战胜疾病的信心，积极配合各项治疗及护理，以保障治疗效果。

2. **饮食指导**　子宫内膜癌合并糖尿病患者对化学药物治疗药物的消化道不良反应较大，使患者出现恶心、呕吐、食欲缺乏等临床表现，阻碍患者营养摄取与吸收，致使患者机体严重消瘦，免疫力低下。医护人员应根据患者饮食习惯，帮助其制订科学的健康食谱；鼓励进食低脂肪、高热量、高纤维素、低糖饮食；化学药物治疗期间根据血糖水平，适当给予降血糖药物或皮下注射胰岛素，以控制血糖。鼓励患者多食水果、蔬菜，利于维持机体电解质平衡；对于呕吐严重者，可在输注化学药物治疗药物期间，给予止吐药物。

3. 血糖控制与监测　肿瘤患者化学药物治疗期间应用的抗肿瘤药物能够抑制机体胰岛素分泌，抗胰岛素作用使其调节血糖能力下降，进而导致血糖水平升高。持续高血糖水平易诱发糖尿病性肾病、心脏病、脂肪肝等疾病，因此应加强子宫内膜癌合并糖尿病患者的血糖控制，重视血糖水平的监测。除了通过药物干预血糖之外，还应指导患者在饮食摄取方面严格控制，调整饮食结构，避免过多糖分摄取；对于易造成患者高血糖的药物，应先用生理盐水进行稀释，然后再应用于患者。制订血糖监测计划，严格按照计划按时进行血糖监测，并按时给予胰岛素注射，将血糖控制在正常水平。

子宫内膜癌放射治疗患者有哪些临床护理措施？

要向患者解释放射治疗的方法、作用、副作用及应对措施。腔内放射治疗者，放射治疗前要灌肠。留置导尿管，直肠、膀胱空虚。以避免接受近距离放射治疗时造成辐射伤害。在腔内放置放射性源后，要指导患者绝对卧床休息，学会床上运动，以避免长期卧床引起并发症。取出放射性源后，逐步增加活动量，完成日常生活，达到自理。采用腔内后装放射治疗时，患者无须卧床，护理以减少并发症发生为主。对于使用孕激素治疗的患者应解释这种药物应用剂量大，时间长，需要 8～12 周后评价疗效，需要患者的配合。应对其强调严格用药的重要性，教会患者口服药物的方法，告诉患者治疗过程中可能出现的反应及预后。常用药物有甲羟孕酮、己酸孕酮等。孕激素治疗的患者，采用抗雌激素药物治疗时，可能有潮热、畏寒等类似围绝经期反应，有的患者可能出现阴道出血、恶心等，如反应严重应及时告知医护人员，积极应对。当使用抗雌激素药物如他莫昔芬治疗，患者可能会出现类似更年期综合征，如潮红、寒战、皮疹等，轻度白细胞和血小板计数，恶心、呕吐、闭经及不规则阴道出血等副作用。

子宫内膜癌辅助治疗后的出院指导有哪些？

手术 1 个月后适当做家务，注意饮食，加强营养；保持会阴部清洁，术后 3 个月禁止性生活或及盆浴。手术后需用孕激素或他莫昔芬治疗者应严格按医嘱执行，定期进行肝肾功能检查和超声检查；要建立定期随访制度，及时发现有无复发，以便制订进一步的治疗方案。术后 2～3 年每 3 个月随访 1 次，3 年后每 6 个月随访 1 次。5 年后 1 年随访 1 次。采用放射治疗、化学药物治疗的患者，嘱其按疗程进行治疗，每 1 疗程结束，根据情况制订随访计划。

化学药物不良反应的护理有哪些？

1. **胃肠道反应**　恶心、呕吐、上腹部不适等胃肠道反应是化学药物治疗最常见的不良反应，一旦发生，首先应向患者解释情况，消除患者顾虑，然后对患者进行正确引导，如协助其翻身、拍背，促进呕吐物排出，防止误吸入气管，最后请示医生是否需要加用止吐药物，对于呕吐频繁或者呕吐量较大的患者应关注呕吐物性状及患者电解质情况。

2. **脱发**　一般在化学药物治疗应用后 1～2 周出现，1 个月左右达到高峰。由于化学药物治疗药物的"泛杀伤"作用，毛囊细胞在化学药物治疗药物作用下发生萎缩，进而导致脱发现象的发生。护理人员需要向患者解释脱发现象只是暂时的，当停用化学药物治疗药物后毛发会重新恢复浓密；护理上应注意头发脱落部位的头皮避免强光直晒、避免应用过于刺激的洗发水以减少对剩余毛囊细胞的损伤；针对过于介意脱发的患者，可建议其暂时使用假发或者帽子度过治疗时期。

3. **口腔溃疡**　化学药物治疗的药物应用改变了口腔局部的 pH、湿度、温度，甚至直接杀伤口腔黏膜细胞，使口腔黏膜局部的屏障功能被破坏，从而导致口腔溃疡的发生。漱口是应对口腔溃疡最方便也是最有效的措施，故晨起、餐后 30 分钟、睡前均需进行漱口，每次含漱不少于 3 分钟。如患者溃疡处合并白斑，在完善病原学检查结果的同时给予碳酸氢钠溶液联合制霉菌素含漱，后在溃疡处涂抹适量口腔溃疡糊，促进局部黏膜修复，并嘱患者禁食辛辣刺激类食物，适当补充维生素 C。另外，化学药物治疗过程中定时把冰块含在口腔中，也可降低口腔溃疡的发生率，其原理是收缩口腔黏膜血管，降低局部化学药物治疗的药物浓度。

4. **便秘**　由于化学药物治疗的药物对胃肠道的刺激作用，化学药物治疗过程中会常规预防性应用止吐药物，多数止吐药是通过抑制胃肠道蠕动来起到止吐作用的，而对于一些本身肠道功能欠佳的老年人来说，这是导致便秘的主要原因。护理人员应向患者解释病情，消除患者的焦虑，一定程度上可以缓解便秘；嘱患者多饮水，进食富含纤维素的食物；若便秘仍然不缓解，可应用通便药物软化大便，重者可予灌肠助排便。

5. **骨髓抑制**　是化学药物治疗较为常见的不良反应，主要表现为血细胞三系中一系或多系下降，使感染及出血风险增加。一旦发生此种情况，定期复查血常规，并对患者进行宣教，尽量不去人群密集的地方、减少探视人数、适当卧床制动并保持大便通畅，重者给予皮下注射集落细胞刺激因子、红细胞生成素、血小板生成素及输血等支持治疗，若三系过于低下，则经请示医生后中止化学药物治疗。

6. 肝肾功能损害 绝大多数化学药物治疗的药物均经过肝、肾代谢，如果肝、肾等脏器内化学药物治疗药或其代谢产物浓度较高，就会产生一定的毒性反应损伤脏器。护理人员应遵医嘱按浓度配制，预防配伍禁忌，并嘱患者大量饮水。

7. 过敏反应 化学药物治疗的药物可以在一定程度上诱发机体产生变态反应，主要表现为：皮肤干燥、瘙痒、脱屑、色素沉着、剥脱性皮炎，重者甚至可引起过敏性休克。对于过敏体质患者应加强教育和巡查，早发现、早干预；对于发生严重过敏反应的患者，应立即停用可疑药物，并开通静脉通路，做好抢救的准备。

子宫内膜癌腔内放射治疗如何护理？

1. 治疗前

（1）腔内后装治疗前的准备：治疗前 1 天常规备皮，并于当晚或次日晨温盐水灌肠，排清宿便及尿液，以减少直肠和膀胱受量。放射治疗前用温盐水或 0.02%碘伏溶液冲洗阴道，照射前 1 天测体温 4 次，若体温超过 38 ℃，通知医生视情况停止腔内治疗，进入治疗室前摘掉金属饰品如义齿、项链、耳环、钥匙等，避免增加射线的吸收，加重皮肤损伤。对于有宫腔积液的患者，腔内治疗前 1 天配合热疗，热疗后行宫腔引流，目的是清除分泌物和坏死组织，减少感染，降低照射野内缺氧细胞含量，提高放射治疗敏感性，预防盆腔腹膜炎。

（2）腔内照射的配合：对于首次治疗的患者应向其详细介绍治疗步骤和注意事项，以减轻患者的紧张情绪，取得合作。操作中密切观察患者的反应，体外的舒适、疼痛程度，对于不合作的患者采取转移注意力法，采用聊天等方式，以便顺利安装施源器。接好施源器后，嘱患者勿动，以免照射源脱落或移位，影响治疗效果和导致正常组织的损伤。在放射治疗中通过电视屏幕密切观察患者的治疗情况，用对讲机进行沟通，安慰患者坚持治疗，必要时可选轻松、舒缓的音乐播放，缓解其紧张情绪。

2. 治疗后

（1）病情观察：腔内治疗后嘱患者静卧 30 分钟，注意患者有无出血或渗血，如有则应及时通知医护人员予以止血。放射治疗中患者可能出现放射反应如食欲缺乏、乏力、尿频、大便次数增加等，一般给予对症处理即可缓解。如有排尿困难超过 4 小时，需导尿。下腹痛，体温超过 38 ℃应考虑盆腔炎的发生。每周查血常规 1～2 次，如发现白细胞及血小板有降低情况，酌情停止放射治疗，并给予升白细胞及血小板药物。

（2）皮肤护理：照射野标记要注意保护，不能涂掉。穿着的内衣宜宽松、柔软、吸湿性强的棉制品，避免粗糙衣物摩擦。保持外阴清洁干燥，每日用温开水清洗外阴 2 次。随时观察照射野皮肤的颜色及完整性，根据损伤的程度进行护理，轻度损伤表现为皮肤红斑，干性脱屑，此期在保护皮肤的基础上可继续照射；中度损伤表现为水疱、溃烂和组织皮层丧失，应停止放射治疗，待其痊愈，为避免感染勿刺破水疱，可涂 1%甲紫或用无菌凡士林纱布换药；重度表现为局部皮肤溃疡，应停止放射治疗，避免局部刺激，敷抗菌药物促使痊愈。禁用碘酒、乙醇等刺激性消毒剂。避免搔抓照射野皮肤，禁用肥皂、沐浴露或热水浸浴。

3．健康教育　放射治疗期间戒烟酒，放射治疗后 30 分钟不能立即进食，多饮水，以利毒素排出。选择高热量、高维生素、易消化的饮食，并少食多餐。口干者可饮用富含维生素 C 的果汁。避免重体力劳动。保持外阴清洁，指导患者及其家属了解并掌握阴道冲洗方法及冲洗水量（温开水或温盐水 500 毫升），适当的温度（40～45℃）和压力，冲洗头放入阴道深度达 2/3，冲洗的弯头应向上，避免刺激后穹窿引起不适，或损伤局部组织引起出血。告知患者出现后期放射反应及时告知医护人员，适当处理，指导患者安排休息和治疗时间，保证日常生活、社会活动和娱乐，体现自我价值，树立战胜疾病的信心。

子宫内膜癌术后下肢深静脉血栓如何预防与护理？

下肢深静脉血栓形成是子宫内膜癌术后常见的并发症之一，患者主要表现为患肢肿胀、持续性疼痛，蹲位时疼痛加重、活动受限等症状，且有并发肺栓塞的危险，影响患者的身体健康。

1．术前评估控制高危因素　患者术前进行血常规、凝血功能、心电图及肿瘤相关抗原等常规检查，了解患者有无 DVT 史，综合评估患者发生下肢深静脉血栓形成的可能性及高危因素（如糖尿病、高血脂、血液黏滞度高等），给予有效处理。

2．加强健康教育　术前向患者讲述 DVT 发生的可能性、原因，强调其危害性，引起患者的重视。术前 1 天晚餐流质饮食，足量饮水。手术当日术前适量补充晶体溶液，避免术中出汗过多。

3．肢体锻炼　手术时间较长且术后 6 小时内活动不便的患者，护理人员应每 2 小时帮助患者翻身及被动屈伸下肢和按摩下肢腓肠肌。护理人员应鼓励患者术后 6 小时在床上主动屈伸下肢，适当活动下肢及足踝，以保证足踝与下肢的血液循环，促进血液循环。麻醉作用消除后或腰部麻醉后 6 小时，指导患者行足踝主动运动，抬高床头 20°～30°，抬高床尾 6°，可使股动脉平均最高血流增加 33%，有利于静脉回流。鼓励患者术后使用循环减压弹力袜。

4. 饮食指导　术后患者需低脂、低糖、优质蛋白、高维生素、高纤维素及高热量清淡饮食，保持大便通畅，避免咳嗽、便秘等增加腹腔压力的症状，影响下肢静脉回流。术后患者禁食肥腻高脂肪食物，避免致使血液黏稠度增加、下肢深静脉血栓形成的危险性。不能进食患者，及时给予鼻饲保证患者的营养需求。

5. 保护下肢静脉　选择合理的静脉血管进行穿刺，尽可能采取上肢静脉输液，保护血管内壁的完整性。输液时严格进行无菌操作，争取一次穿刺成功，尽量缩短扎止血带的时间。避免同一部位、同一静脉多次反复穿刺，输注对血管有刺激性的药液时应稀释后慢慢滴注，并且输液前后采用生理盐水冲洗输液通路。

6. 病情观察　护理人员需注意观察患者双下肢的变化，每日定时测量下肢皮温及周径并记录，做横向（双侧下肢）比较和纵向（同侧新旧数值）比较，以判断肢体有无肿胀。观察患者生命体征及血氧饱和度的变化，如果患者突然出现胸闷、呼吸困难、心率加快，应立即排查肺栓塞的可能。如果患者主诉下肢胀痛感，应考虑并发下肢深静脉血栓形成的可能，应做到早发现、早诊断、早治疗。

7. 预防性抗凝治疗　对有并发 DVT 的高危人群及有 DVT 病史患者，预防性使用抗凝药物，降低血液的高凝性。子宫内膜癌术后患者可服用阿司匹林、双嘧达莫等抗凝药，降低 DVT 的发生率。

Ⅱ期子宫内膜癌患者如何进行护理干预？

放射治疗对Ⅱ期子宫内膜癌具有显著效果。而在治疗期间需给予患者有效护理干预措施，从而为治疗效果提供保障。认知护理干预是通过提高患者对自身疾病、治疗方式及效果的认知度，改正以往错误认知和理解，最终促进疾病恢复的护理模式。

1. 疼痛认知护理　主动与患者沟通，了解患者疼痛状况，并告知患者疼痛产生的原因。对于疼痛较轻者可给予布洛芬片、盐酸布桂嗪等非麻醉镇痛药；对于出现疼痛感较明显无法耐受，且出现血压显著增加，心率、脉搏加快，面色苍白等症状者需给予吗啡、哌替啶等麻醉镇痛药。护理人员需根据医嘱严格控制给药剂量，严密监控患者病情，若发现患者产生幻听、恶心、呕吐等不良反应，需及时上报给医生，做出相应处理，避免意外发生。若患者疼痛感持续加重，护理人员可增加注射麻醉药的剂量。护理人员还可采用播放患者喜爱的音乐等方法转移其对疼痛的注意力。

2. 心理认知护理　患者通常对子宫内膜癌的认知度较低，产生极度悲观、抑郁等不良情绪。护理人员首先需为患者创建一个温馨、舒适、整洁的住院环境，将室内温度和湿度控制在最佳范围内，温度保持在 18~22℃，湿度保持在 40%~50%，进而有效缓解患者情绪。护理人员需多与患者交流，了解患者内心感受，并对其提出的疑虑予以耐心解答。护理人员应嘱家属共同参与到护理干预过程中，提高患者家属对护理的认知度，使其多陪伴患者，给予鼓励。此外，医护人员需有效鼓励患者，提高其对治疗和护理的积极性。

3. 并发症认知护理　告知患者在使用镇痛药物后会产生相应并发症，而医护人员需根据患者不良反应采取对症护理干预。①嗜睡：患者由机体难以忍受的疼痛到疼痛显著缓解后会产生嗜睡症状，通常嗜睡发生 2~5 天后自行消失。护理人员可多与患者交流，适当给予含咖啡因的饮品，进而缩短患者嗜睡症状的持续时间。②便秘：护理人员需严密观察患者排便次数及性状情况，对发生便秘患者应给予灌肠、缓泻药等治疗，缓解患者便秘症状。③恶心、呕吐：此类症状为患者用药后产生的常见反应，通常在用药后 7 天内逐渐缓解。护理人员需根据患者反应的严重程度给予相应止吐药物治疗，指导患者在日常饮食中食用止呕食物。④呼吸抑制：护理人员需注重对患者面部和呼吸状况的观察，如果患者出现呼吸抑制症状需立即抬高患者头部，让患者坐下，在护理人员的引导下进行深呼吸，尽可能降低呼吸抑制对机体造成的影响。

4. 饮食认知护理　护理人员需告知患者合理饮食的重要性，并根据患者具体病情为其制订相应饮食计划。患者需多食入蛋白质、维生素含量较高，油脂、脂肪、胆固醇含量较低的食物。规律饮食，避免进食辛冷生辣等刺激性食物，禁止进食阿胶、大枣及蜂王浆等热性、凝血性食物。

哪些危险因子可致子宫内膜癌？

1. 仅使用雌激素的荷尔蒙补充疗法，尤其停经后未加入黄体素会使风险增加。

2. 肥胖。

3. Tamoxifen（治疗乳癌的药物，引起子宫内膜癌的概率＜1%/年）。

4. 多囊卵巢综合征或不孕。

5. 高龄。

6. 糖尿病或摄食高脂肪且缺乏运动习惯。

7. 有家族史，尤其是遗传性非息肉大肠直肠癌。

8. 有乳腺癌或卵巢癌病史。

9. 接受过骨盆腔的放射线治疗。

10. 曾罹患子宫内膜增生。

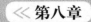

妇科肿瘤化学药物治疗

什么是化学药物治疗？

化学药物治疗的简称是化疗，是利用化学药物阻止癌细胞的增殖、浸润、转移，直至最终杀灭癌细胞的一种治疗方式。它是一种全身性治疗手段，和手术、放射治疗一起，并称为癌症的三大治疗手段。

1. **根治性化学药物治疗**　指将有效的抗肿瘤药物联合应用，以不同作用机制的药物，根据其对细胞增殖周期的不同作用点及肿瘤的倍增时间，巧妙安排多种药物的应用顺序、剂量强度、周期时间、周期次数，以及其他治疗手段适时参与，合理运作，达到对某些肿瘤根治的目的。如侵蚀性葡萄胎、绒癌。

2. **辅助性化学药物治疗**　指在采取有效的局部治疗（手术或放射治疗）后，主要针对可能存在的微小转移癌灶，为防止复发转移而进行的化学药物治疗，是以手术为主治疗后的化学药物治疗。主要适用于：

（1）应选择有效的化学药物治疗药物。

（2）肿瘤已被手术或放射治疗清除。

（3）术后应尽早进行化学药物治疗。

（4）应给予患者可耐受的最大化学药物治疗剂量。

（5）化学药物治疗应持续一定时间。

（6）化学药物治疗应间断进行，尽可能减少免疫抑制的发生。

3. **新辅助化学药物治疗**　又称为起始化学药物治疗，指对临床表现为局限性肿瘤，可用局部治疗手段者，在手术或放射治疗前先使用化学药物治疗。在手术或放射治疗前全身系统或动脉灌注化学药物治疗，达到缩小肿瘤、提高手术切除率，从而改善预后的目的。目前新辅助化学药物治疗基本上不用于放射治疗。常用 PVB 方案、MBP 方案。

（1）化学药物治疗后局部肿瘤缩小，从而可减少切除范围，缩小手术造成的伤残，甚至可考虑非手术外科治疗或以放射治疗代替外科手术。

（2）新辅助化学药物治疗可以避免体内潜伏的转移灶在原发灶切除后 1～7 天，由于体内肿瘤总量减少而加速生长。

（3）可以避免体内残留的肿瘤在手术后因凝血机制加强及免疫抑制而发

生转移。

（4）使手术时肿瘤细胞活力降低，不易播散入血。

（5）化学药物治疗可清除或抑制可能存在的微小转移灶，从而改善预后。

（6）术前化学药物治疗可以帮助筛选对肿瘤有效的化学药物治疗方案。

4. **姑息性化学药物治疗** 是对临床晚期，已失去手术价值，化学药物治疗无法达到根治的肿瘤患者实行的治疗。目的是减轻患者的痛苦，提高生活质量，延长生存期，缓解压迫和梗阻症状。

化学药物治疗有哪些途径？

1. **全身/静脉化学药物治疗** 最常用。
2. **动脉插管化学药物治疗** 子宫动脉介入栓塞化学药物治疗。
3. **腹腔化学药物治疗** 腹腔穿刺注药、腹腔热灌注化学药物治疗。
4. **局部化学药物治疗** 宫颈注射甲氨蝶呤（MTX）化学药物治疗。

根据药物的属性化学药物治疗药物可分为哪几类？

1. **烷化剂** 环磷酰胺（CTX）。
2. **抗代谢类药物** 甲氨蝶呤、氟尿嘧啶（5-Fu）。
3. **抗生素类** 多柔比星、表柔比星、放线菌素 D（KSM）。
4. **植物类药物** 长春新碱、紫杉醇、羟喜树碱。
5. **金属络合物类** 卡铂、草酸铂。

卵巢上皮性癌有哪些常用的化学药物治疗方案？

1. TC（紫杉醇+卡铂）三周方案

（1）预处理

① 紫杉醇前 12 小时及 6 小时：地塞米松 20 毫克，口服。

② 紫杉醇前 30 分钟：苯海拉明 50 毫克，口服。

③ 紫杉醇前 30 分钟：西咪替丁 0.4 毫克加入 0.9%氯化钠 100 毫升中静脉滴注。

④ 卡铂前 30 分钟：托烷司琼 6 毫克+0.9%氯化钠 100 毫升，静脉滴注。

（2）使用

① 紫杉醇 30 毫克+0.9%氯化钠 100 毫升，静脉滴注，30 分钟（试验量）。

② 紫杉醇余量+0.9%氯化钠 500 毫升，静脉滴注，3 小时。

③ 卡铂（500～750 毫克）+5%葡萄糖注射液/0.9%氯化钠 500 毫升，静脉

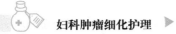

滴注，大于1小时。

（3）注意事项

① 先用紫杉醇，再用卡铂。

② 化学药物治疗开始前每半小时监测血压、脉搏1次，直至紫杉醇输注结束后半小时。

③ 紫杉醇的溶剂为乙醇，因此应除外乙醇过敏史后，才可使用紫杉醇。

④ 遵照紫杉醇说明书，用前一定要进行正规的预处理。

⑤ 由于紫杉醇较昂贵，一定先给试验量，如果无异常表现，再配余量的紫杉醇。

⑥ 如果在应用紫杉醇时出现轻微的输液反应，通常需要减慢输液速度，仔细观察，多数患者可以继续用药，甚至可以将余下的药物稀释，在24小时内用完。如果出现明显的过敏反应，应立即停药，并且相应进行紧急处理。

⑦ 卡铂的过敏反应通常表现较严重，需要积极处理。一旦患者出现胸闷、憋气、面色潮红、瘙痒等反应时，应立即按照药物过敏反应的流程进行抢救。

2．TP（紫杉醇+顺铂）三周方案

（1）预处理

① 紫杉醇前12小时及6小时：地塞米松20毫克，口服。

② 紫杉醇前30分钟：苯海拉明50毫克，口服。

③ 紫杉醇前30分钟：西咪替丁0.4毫克+加入0.9%氯化钠100毫升中静脉滴注。

（2）使用

① 紫杉醇30毫克+0.9%氯化钠100毫升，静脉滴注，30分钟。

② 紫杉醇余量+0.9%氯化钠500毫升，静脉滴注，3小时。

③ 托烷司琼6毫克+0.9%氯化钠100毫升，静脉滴注，DDP前30分钟。

④ DDP 70毫克/平方米+0.9%氯化钠500毫升，静脉滴注。

（3）注意事项

① 化学药物治疗开始前每半小时监测血压、脉搏1次，直至紫杉醇输注结束后30分钟。

② 紫杉醇的溶剂为乙醇，因此应除外乙醇过敏史后，才可使用紫杉醇。

③ 第一次应用或1年以上没有应用紫杉醇前一定进行正规的预处理。

④ 如果化学药物治疗期间患者有反应，先不要将化学药物治疗完全停掉，可以试着将化学药物治疗速度减慢，如果情况好转，可以继续应用。

⑤ 化学药物治疗期间要大量输液，以保证尿量不少于100毫升/小时。即使化学药物治疗结束，1周之内均需要大量饮水。

⑥ DDP使用前需用呋塞米20毫克静脉注射，DDP使用后加入25%硫酸

镁 1 毫克+5%葡萄糖注射液 250 毫升静脉滴注。

3. TC（多西他赛+卡铂）三周方案

（1）预处理

① 多西他赛应用前 1 天：地塞米松，8 毫克，口服，每日 2 次。

② 多西他赛应用当天：地塞米松 8 毫克，口服，每日 2 次。

③ 多西他赛应用后 1 天：地塞米松 8 毫克，口服，每日 2 次。

（2）使用

① 多西他赛 75 毫克/平方米+0.9%氯化钠/5%葡萄糖注射液 250 毫升，静脉滴注，超过 1 小时。

② 卡铂（国产）500 毫克+5%葡萄糖注射液 500 毫升，静脉滴注，大于 1 小时。

（3）注意事项

① 先用多西他赛，再用卡铂。

② 化学药物治疗开始前每 30 分钟监测血压、脉搏 1 次，直至多西他赛输注结束后半小时。

③ 多西他赛发生过敏反应的情况少，一般输液结束后 15～30 分钟如果没有发生过敏反应，基本上不会发生过敏了。本药有较严重的骨髓抑制。

④ 如果化学药物治疗期间患者有反应，先不要将化学药物治疗完全停掉，可以试着将化学药物治疗速度减慢，如果情况好转，可以继续应用。

⑤ 卡铂的过敏反应通常表现较严重，需要积极处理。一旦患者出现胸闷、憋气、面色潮红、瘙痒等反应时，应立即按照药物过敏反应的流程进行抢救。

4. 紫杉醇+奈达铂（奥先达）三周方案

（1）预处理

① 紫杉醇前 12 小时及 6 小时：地塞米松 20 毫克，口服。

② 紫杉醇前 30 分钟：苯海拉明 50 毫克，口服。

③ 紫杉醇前 30 分钟：西咪替丁 0.4 毫克+0.9%氯化钠 100 毫升静脉滴注。

（2）使用

① 紫杉醇 30 毫克+0.9%氯化钠 100 毫升，静脉滴注，30 分钟。

② 紫杉醇余量+0.9%氯化钠 500 毫升，静脉滴注，3 小时。

③ 托烷司琼 6 毫克+0.9%氯化钠 100 毫升，静脉滴注，奥先达前 30 分钟。

④ 奈达铂 10 毫克+0.9%氯化钠 100 毫升，静脉滴注，30 分钟（试验量）。

⑤ 奈达铂余量+0.9%氯化钠 500 毫升，静脉滴注，大于 1 小时。

（3）注意事项：用药前 30 分钟滴注速度宜慢，不可与其他抗肿瘤药混合滴注，也不宜使用氨基酸输液、pH 在 5 以下的酸性液（如 5%葡萄糖输液或葡萄糖氯化钠输液等），奈达铂经肾代谢，用药期间应保证充足的尿量。

5. 多西他赛+奥沙利铂（艾恒）三周方案

（1）先用多西他赛，再用奥沙利铂。

（2）使用奥沙利铂结束后 1 周内手足不宜接触冰冷物体，包括冷水和冷空气，注意保暖，避免冷刺激而出现上呼吸道痉挛及感觉障碍。

6. 紫杉醇+和美新周疗（复发性卵巢癌）方案

（1）使用：此方案用药时间为第 1 天、第 8 天、第 15 天，之后休息 1 周，该方案 28 天重复 1 次。

（2）注意事项：此方案通常适用于复发性卵巢癌；11%的患者出现白细胞 III 度抑制；如有外渗需要及时处理。

7. GC（吉西他滨+卡铂）方案　吉西他滨只能用 0.9%氯化钠稀释，滴注时间不能大于半小时，否则会增加药物毒性。此方案需要积极止吐，注意观察有无过敏反应的发生。

骨髓抑制程度如何分级？

骨髓抑制程度分级见表 8-1。

表 8-1　骨髓抑制程度分级

	0 度	I 度	II 度	III 度	IV 度
血红蛋白（毫克/升）	≥11.0	9.5～10.9	8.0～9.4	6.5～7.9	<6.5
白细胞	≥4.0	3.3～3.9	2～2.9	1～1.9	<1.0
粒细胞	≥2.0	1.5～1.9	1～1.4	0.5～0.9	<0.5
血小板	≥100	75～99	50～74	25～49	<25
出血	无	轻微	中度	重度	威胁生命

发生骨髓抑制后有哪些护理措施？

1. 一般护理措施　注意口腔、会阴及皮肤清洁卫生；保持室内空气新鲜，经常通风，室温、湿度适宜；避免去公共场所以减少感染机会，如果必须外出最好戴口罩；严格按医嘱服用升白细胞药物，定期复查血常规；不宜食用生、冷及有刺激性的食物。

2. 保护性隔离措施　当白细胞<$1.0×10^9$/升时，采取保护性隔离，患者戴口罩，尽量住单人房间或患者少的房间，限制来访，凡进入病房的医护人员、家属、来访者均应戴口罩；禁止带菌者或上呼吸道感染者进入病房或陪伴患者；

定时对病房进行消毒，每日 2 次，每次 1 小时，定时通风；保持患者体表、床褥、衣裤干净整洁；陪护家属应注意更换干净衣、裤、鞋并佩戴口罩。

3. 血小板减少的护理措施　遵医嘱正确使用升血小板药物，必要时遵医嘱输注血小板；减少活动，防止受伤，必要时绝对卧床；避免增加腹压的动作，注意通便和咳嗽；减少黏膜损伤的机会：进软食，避免进食粗糙、坚硬的食物；禁止掏鼻挖耳等行为；用软毛牙刷刷牙，血小板严重降低时禁止刷牙，用口腔护理代替。注意监测生命体征，注意患者各器官有无出血现象，尤其是颅内出血，并做好记录。

卵巢恶性生殖细胞肿瘤化学药物治疗有哪些方案？

1. BEP（顺铂+依托泊苷+博来霉素/平阳霉素）/PEB 方案（经典方案）见表 8-2。

表 8-2　BEP/PEB 方案

	DDP（20 毫克/平方米）	VP-16（100 毫克/平方米）	平阳霉素（16 毫克/平方米）
第 1 天	+	+	
第 2 天	+	+	+
第 3 天	+	+	+
第 4 天	+	+	
第 5 天	+	+	

（1）使用前要遵医嘱使用止吐药物：如托烷司琼顺铂（DDP）前 30 分钟静脉滴注；顺铂（DDP）和依托泊苷（VP-16）连续静脉滴注 5 天；平阳霉素深部肌内注射连续 3 天；消炎痛栓（吲哚美辛）半枚或 1 枚纳肛于平阳霉素前 30 分钟。

（2）必须严格掌握每 21 天为 1 个疗程：记录出入量，化学药物治疗期间尿量应该达到每天 2500 毫升左右。平阳霉素应用后会出现发热，用药前给予非甾体类药物，如吲哚美辛。由于平阳霉素可能会导致肺功能的变化，尤其是一氧化碳弥散功能的变化，因此在化学药物治疗期间，尤其是在进行平阳霉素注射前需要询问患者活动后有无憋气的现象，如果有应及时检查肺功能；使用平阳霉素时，尽量不要给患者吸氧，以免加重肺纤维化。

2. TP（紫杉醇+顺铂）方案　使用方法及注意事项同卵巢上皮性癌相关部分。

3. PVB（顺铂+长春新碱+博来霉素/平阳霉素）（经典方案）　长春新碱（VCR）可以引起严重的末梢神经炎，一般单次不超过 2 毫克；VCR 有很强的组织刺激性，一旦发生外渗，要立即进行处理。

4．TIP 方案（紫杉醇+异环磷酰胺+顺铂）　用于卵巢恶性生殖细胞肿瘤的二线化学药物治疗。用药顺序：紫杉醇—异环磷酰胺—顺铂。也可以第 1 天用紫杉醇，第 2～6 天用异环磷酰胺和顺铂，用药间隔 21 天，注意止吐。化学药物治疗中注意复查血常规、电解质；本方案骨髓抑制严重，可根据患者骨髓情况适当减量。紫杉醇需要预处理；异环磷酰胺需要使用美司钠解毒。顺铂和异环磷酰胺均需要水化。

宫颈癌化学药物治疗有哪些方案？

1．TP（紫杉醇+顺铂）方案（同卵巢上皮性癌）。

2．TC（紫杉醇+卡铂）方案（同卵巢上皮性癌）。

3．PF（顺铂+氟尿嘧啶）方案：每 21 天为 1 个疗程，是先期化学药物治疗和放射治疗期间最主要的化学药物治疗方案。本方案既可以静脉应用，也可以动脉应用，但是后者可能会造成宫旁组织纤维化，需要术前将其和肿瘤侵犯相鉴别；由于较长时间应用托烷司琼和进食较少，患者会出现便秘，应注意患者的大便情况，如果 3 天未排大便，可以遵医嘱使用通便药物。

子宫内膜癌 AP（多柔比星+顺铂）方案有哪些注意事项？

经典的子宫内膜癌化学药物治疗方案，是复发性子宫内膜癌最成熟的方案。多柔比星具有较严重的心脏毒性，目前大部分使用表柔比星替代。多柔比星和表柔比星均有较强的组织刺激性，使用时要注意静脉通路需非常流畅，用药前和用药后应该冲管，同时防止外渗，发现外渗及时处理。

子宫肉瘤化学药物治疗有哪些方案？

1．PEI（顺铂+表柔比星+异环磷酰胺）　使用方法见表 8-3。

此方案主要适合于子宫平滑肌肉瘤、子宫内膜间质肉瘤和子宫癌肉瘤；此方案需要水化，每小时尿量不应少于 100 毫升。异环磷酰胺除了水化之外，还需要美司钠解毒；每日查尿常规，出现血尿立即停药；表柔比星有心脏毒性，需要注意核对累积量，每疗程前需检查超声心动图。

表 8-3　PEI 方案

时间	顺铂 （70 毫克/平方米）	表柔比星 （60 毫克/平方米）	异环磷酰胺 （1.5 毫克/平方米）
第 1 天	+	+	+
第 2 天	−	−	+
第 3 天	−	−	+

2. PI（顺铂+异环磷酰胺）　使用方法见表 8-4。

此方案主要适合于子宫肉瘤；无论是顺铂还是异环磷酰胺均需要水化，每小时尿量不应少于 100 毫升；每日查尿常规，出现血尿立即停药。

表 8-4　PI 方案

时间	顺铂（70 毫克/平方米）	异环磷酰胺（1.6 毫克/平方米）
第 1 天	+	+
第 2 天	−	+
第 3 天	−	+

3. TI（紫杉醇+异环磷酰胺）　使用方法见表 8-5。

此方案主要适合于子宫肉瘤的化学药物治疗；试验证明其对于子宫肉瘤效果明显优于 PI 方案；需要预处理，紫杉醇的具体用法参照 TP（紫杉醇+顺铂）方案；用异环磷酰胺同时需要用美司钠解救；每日尿量＞200 毫升，每日查尿常规，出现血尿立即停药。外阴癌的 PF（顺铂+氟尿嘧啶）方案与宫颈癌的相同，是外阴癌化学药物治疗方案中最有效的方案，也可用于复发病例的治疗。

表 8-5　TI 方案

时间	紫杉醇（135 毫克/平方米）	异环磷酰胺（1.6 毫克/平方米）
第 1 天	+	+
第 2 天	−	+
第 3 天	−	+

滋养细胞肿瘤的化学药物治疗有哪些方案？

1. FAEV（长春新碱+氟尿嘧啶+博来霉素+依托泊苷）　使用方法：5 天为 1 个疗程，间隔 17～21 天。

（1）0.9%氯化钠 100 毫升+地塞米松 5 毫克，静脉滴注，长春新碱（VCR）前，第 1 天。

（2）0.9%氯化钠 20 毫升+VCR 2 毫克，静脉推注，化学药物治疗前 3 小时，第 1 天。

（3）0.9%氯化钠 250 毫升+VP-16 100 毫克/平方米，静脉滴注，化学药物治疗前 1 小时，第 1~5 天。

（4）5%葡萄糖注射液 250 毫升+博来霉素（KSM）4~6 微克/千克，静脉滴注，化学药物治疗前 1 小时，第 1~5 天。

（5）5%葡萄糖注射液 500 毫升+氟尿嘧啶（5-Fu/FUDR）1.25~1.5 毫克，静脉滴注，匀速 6~8 小时，第 1~5 天。

注意事项：VP-16 必须用 0.9%氯化钠；化学药物治疗期间应监测体重的变化。

2. EMA/CO 方案

（1）EMA 方案

① 5%葡萄糖注射液 250 毫升+KSM 400~500 微克，静脉滴注，化学药物治疗前 1 小时，第 1~2 天。

② 0.9%氯化钠 250 毫升+VP-16 100 毫克/平方米，静脉滴注，化学药物治疗前 1 小时，第 1~2 天。

③ 0.9%氯化钠 30 毫升+MTX 100 毫克/平方米，静脉推注，化学药物治疗前第 1 天。

④ 0.9%氯化钠 1000 毫升+MTX 200 毫克/平方米，静脉滴注，维持 12 小时，第 1 天。

⑤ 亚叶酸钙 15 毫克+0.9%氯化钠 2 毫升，肌内注射，每 12 小时（从静脉推注 MTX 开始 24 小时后开始，共 4 次）。

注意事项：水化 2 日，日补液总量 2500~3000 毫升，记尿量，尿量应大于 2500 毫升/天，不足者应补液；用药期间需碱化尿液，化学药物治疗当日用碳酸氢钠片 1 毫克，口服，每日 3 次；测尿 pH，如尿 pH<6.5，需补充碳酸氢钠。

（2）CO 方案

① 第 8 天 0.9%氯化钠 100 毫升+地塞米松 5 毫克，静脉滴注，VCR 前。

② 0.9%氯化钠 20 毫升+ VCR 2 毫克，静脉推注，化学药物治疗前 3 小时。

③ CTX 600 毫克/平方米+0.9%氯化钠 500 毫升，静脉滴注，化学药物治疗前 2 小时。第 15 天重复下 1 个疗程第 1 天。

注意事项：此方案需要患者有较强的依从性，用药时间需严格按照方案执行。

化学药物外渗如何处置？

1. 临床表现

（1）因药物种类及渗出量的多少而不同。腐蚀性的化疗药物外渗后，局部皮肤即刻出现大小不等的红斑、肿胀、硬结甚至水疱。伴有疼痛，有时为剧烈的烧灼样疼痛。严重者局部皮肤可发生坏死，形成慢性溃疡。可持续数周或数月，病灶可不断扩大累及筋膜、肌肉、韧带、骨骼及神经，导致局部组织剧烈疼痛、胸闷、呼吸困难及胸腔积液等；患者抵抗力低下，如并发生感染可致败血症，甚至危及患者生命。

（2）药物外渗法还是能组织损伤的时间也有差异，蒽环类、氮芥和长春新碱类药物引起的损伤呈慢性过程，蒽环类药物外渗 7～10 天后出现红斑、发热和疼痛，可发展成溃疡，2～3 个月溃疡增大，不能治愈。

2. 处置

（1）患者主诉输液部位不适，疼痛、烧灼感、输液速度发生变化，即使没有发现肉眼可见的肿胀，也应立即停止输液。

（2）外周静脉输液者不宜立即拔出，用注射器尽量回抽渗液，不宜过度压迫穿刺部位。

（3）抬高患肢 48 小时，减轻水肿。根据药物性质采取局部间断冰敷或热敷 6～12 小时，冰敷时注意防止冻伤，热敷时避免烫伤。奥沙利铂类禁止冰敷。长春新碱类药物建议热敷。

（4）保持水疱的完整性，避免摩擦与热敷；直径大于 2 厘米的水疱，水疱的边缘穿刺抽吸，使皮肤黏附，保留表皮。

（5）及时报告医生并记录外渗情况。可给予 1%普鲁卡因或 2%利多卡因+地塞米松+生理盐水各 1 毫升做环形封闭。

抗肿瘤药物常见的不良反应有哪些？

1. 疲乏。
2. 胃肠道反应：食欲缺乏，恶心呕吐，口腔合并症，腹泻便秘。
3. 骨髓抑制。
4. 泌尿系统反应：肾毒性、出血性膀胱炎。

化学药物治疗后恶心、呕吐有哪几个阶段？

1. 第一阶段　主要表现为恶心、厌食、头痛、心动过速、出汗、流涎、肠鸣消失、胃肠张力和蠕动减弱、十二指肠肌张力增强，可伴或不伴有十二指肠反流。

2. 第二阶段　主要表现为干呕，突发性的膈肌、胸腔和腹肌的收缩运动，此时胃上部放松而胃部短暂收缩。

3. 第三阶段　主要表现为呕吐、膈肌下降、腹肌收缩、胃窦部持续收缩、贲门开放等一系列运动，致腹腔内压力升高，使胃内容物反流到食管，经口腔排出体外。

化学药物治疗后患者出现恶心、呕吐如何护理？

1. 创造良好的治疗环境　病房内空气流通性差，温度和湿度过高或过低，异味、噪声及空间拥挤、杂乱等不良因素均可刺激患者，诱发或加重恶心、呕吐。因此，制造愉悦的环境，在病房内播放柔和、旋律慢、频率低和患者喜欢的轻音乐，鼓励患者阅读、看电视或从事感兴趣的活动等，可以转移患者的注意力，有助于稳定情绪，大房间病床之间应以隔帘遮挡，以免互相影响。呕吐后用温水漱口，保持口腔清洁。尽量避免污物、气味等不良刺激，以防产生不良的条件反射。尽量避免在嗅觉和视觉上让患者感到不适的东西。

2. 饮食护理　治疗期间，尽量保证患者的营养摄入。询问患者以往的饮食结构和饮食习惯，评估恶心程度对饮食结构和习惯的影响。医院应提供条件尽量让患者保持与在家里一样的正常饮食结构和习惯。食物气味过重、油腻、过热或过冷都可以引起恶心、呕吐。甜食也往往是引起呕吐的因素。化疗期间鼓励患者进食清淡、易消化、高热量、高蛋白、富含维生素的食物，少吃甜食和油腻食物；选择适合患者口味的食物，注意色、香、味的搭配，尽量摄取水分和盐分；鼓励少量多餐。食欲缺乏的患者可在餐前适量散步。服药和进餐时间应有一定间隔。呕吐与胃的充盈度有关，在治疗前后2小时内避免进食；进食前后1小时内不宜多饮水，餐后避免立即躺下，以免食物反流引起恶心；延长用药与进食的间隔时间，可有效降低恶心、呕吐发生的风险。恶心、呕吐频繁时，暂停进食，缓解后逐渐缓慢进流食或半流食。

3. 掌握适宜的用药时间　在治疗方面，护士应了解有高度和中度催吐危险的化学药物，以及NCCN推荐的用药指南。护士在患者治疗开始前应全面评估可能引起恶心、呕吐的危险因素，如实记录在护理记录单中，对可能发生恶心、呕吐的高危人群进行宣教，告诉患者医护人员将采取有效措施预防可能发生的恶心、呕吐，并查对医生是否已开相应医嘱，保证给药安全。有文献报道，在睡眠中给药可以预防化学药物所致的呕吐，这是因为胃酸分泌随迷走神经的控制而发生周期性变化，睡眠时胃肠蠕动慢，吞咽活动弱，唾液分泌明显减少，所以睡眠中呕吐反射会减弱。因此，对呕吐频繁者可采取午睡时给药。另外，可于餐后 2～3 小时输注药物，此时胃充盈度小，胃肠蠕动减慢，胃内压力小，胃酸分泌少，不易引起恶心、呕吐。

4. 正确使用止吐药　5-HT$_3$ 受体拮抗剂（如托烷司琼、昂丹司琼等）用于预防由高、中度催吐危险的药物引起的恶心、呕吐；促胃肠动力的药（如甲氧氯普胺）常用于延迟性恶心、呕吐的控制；糖皮质激素（如甲泼尼龙、地塞米松）常用于预防和治疗急性和延迟性恶心、呕吐。护士应了解与化学药物治疗相关的恶心、呕吐的治疗原则、常用药物的药理特性及给药方法，以保证按时准确给药，有效预防和控制症状。给药过程中应观察患者恶心、呕吐的程度以及用止吐药后症状缓解的程度。

5. 心理与社会支持　利用家庭、亲属、同事和朋友等比较亲密的关系，给予患者精神心理方面的支持，有助于减轻或缓解其情绪或精神上的压力。

腹腔内热灌注化学药物治疗的患者如何护理？

1. 治疗前的准备　穿刺前患者应排空膀胱，以免穿刺时损伤膀胱。穿刺时根据患者情况采取适当体位，可取坐位、半坐卧位、平卧位，尽量使患者舒服，以便能够耐受较长的时间。顺铂对肾小管有损害作用，用药前需大量输液进行水化治疗，同时鼓励患者多饮水，使尿量达到每小时 150 毫升，保证每日入量在 4000 毫升以上，以减轻肾毒性。少尿者可用利尿剂，促进药物及毒素排泄。

2. 治疗中的配合　为减轻治疗的反应及提高疗效，对有腹水的患者尽可能减少腹水。治疗过程中注意观察患者的血压、脉搏、呼吸、腹部情况及有无胃肠道反应等，穿刺部位有无红肿、硬结及出血，滴注是否顺畅。询问患者有无不适，若感头晕、恶心、心悸、呼吸困难，应及时处理，指导患者在治疗中避免咳嗽及移动，以免损伤膀胱和肠管。

3. 治疗后的护理　协助患者勤翻身，不断更换体位，左侧、右侧、仰卧、坐位交替进行。每体位保持 10～15 分钟，使药液广泛均匀与腹腔各脏器及腹膜表面接触，充分吸收以达到最佳治疗效果。化疗结束后，30 分钟巡视 1 次，密切观察化疗药物所致的不良反应，同时注意观察穿刺部位敷料是否干燥，如发生渗血、渗液，应及时更换敷料。有腹水者侧卧时使穿刺侧向上，避免腹水顺穿刺针眼外渗，造成局部感染。

妇科肿瘤放射治疗

什么是放射治疗？

放射治疗简称放疗，是用高能射线（也可能配合化学药物治疗等）治疗肿瘤的临床治疗方法，是恶性肿瘤的重要治疗手段之一。

1. 临床常用的放射治疗剂量单位是戈瑞（Gy，Gray），指组织吸收剂量，过去组织吸收剂量用拉德（rad）表示，1Gy=100cGy，1cGy=1rad。

2. 放射治疗所用的放射源大致有三类

（1）各类放射性同位素放出的 α、β 和 γ 射线。

（2）常压 X 线治疗机和各类加速器产生的不同能量的 X 线。

（3）各类加速器产生的电子束、质子束、中子束和其他一些重粒子束。

放射治疗计划设计中常用概念及含义分别是什么？

1. 大体肿瘤体积（GTV） 指临床体检、影像、病理检查显示的恶性肿瘤的位置和范围，包括原发肿瘤、转移淋巴结。如果肿瘤已被切除则认为没有大体肿瘤体积。

2. 临床靶体积（CTV） 它包括 GTV、亚临床病灶和可能浸润的范围。

3. 计划靶体积（PTV） 为了确保人体内的 CTV 能得到既定的照射剂量，考虑到各种不确定因素在 CTV 基础上外放的一定范围所包括的体积，不确定因素包括：器官生理运动、摆位误差、机器误差、多次治疗之间的误差。

常用的放射治疗技术有哪些？

常用的放射治疗技术有常规放射治疗、三维适形放射治疗、调强放射治疗、立体定向放射治疗。

1. 常规放射治疗 是指放射治疗医师依据经验或者利用模拟定位机确定照射角度、范围的放射治疗。其治疗方法简单易行但精度（位置精度、剂量精度）较差，患者副作用大。

2. 三维适形放射治疗 在照射野方向上，照射野的形状与靶区形状一致的放射治疗称适行放射治疗（CRT）。三维方向上每一个照射野的形状均与靶区形状一致的适行放射治疗称三维适形放射治疗（3DCRT）。

3. 调强适形放射治疗　不但照射野形状与靶区形状一致，而且通过调节照射野内各点的输出剂量率确保靶区内部及表面剂量处处相等的三维适行放射治疗称作调强适形放射治疗（IMRT）。

4. 立体定向放射治疗　基本原理是用旋转的方法实现多野集束照射，可以单次或多次照射，达到靶区高剂量照射而边缘剂量锐减的效果，称立体定向放射治疗（SRT），也称 X 刀。因单次剂量较常规治疗大，生物学效应高，又称为大分割立体定向放射治疗（HSRT）、立体定向消融放射治疗。开始用于颅内病变治疗，后逐步用于体部病变治疗，称为立体定向体部放射治疗。

放射治疗的基本形式有哪些？

1. 按放射源与病变的距离，放射治疗分为远距离治疗和近距离治疗：①远距离治疗又称外照射，是放射线位于体外一定距离的照射。放射线经过皮肤和部分正常组织集中照射体内的某一肿瘤部位，是目前临床使用的主要照射方法。三维适形放射治疗、调强适形放射治疗、伽马刀、X 刀等都属于外照射。②近距离治疗又称内照射，它与外照射的区别是将密封放射源直接放入被治疗的组织内或放入人体的天然腔内如鼻、咽、食管、气管、宫腔等部位进行照射。后装治疗、粒子植入属于内照射，目前内照射治疗的主要病种是宫颈癌。

2. 按治疗目的可分为根治性放射治疗、姑息性放射治疗和综合性放射治疗。

什么是根治性放射治疗？

根治性放射治疗旨在治愈肿瘤的放射治疗。包括两种情况：

1. 放射治疗为主　通常用于对放射线敏感同时有希望获得长期生存的患者，特点是照射范围大（照射野内包括部分正常组织做预防照射）、剂量高，要有一个良好、全面的放射治疗计划，达到治愈肿瘤、提高生存质量的目的。

2. 放射治疗为辅　作为综合治疗的一部分，同时旨在治愈肿瘤的放射治疗，如上颌窦癌的术前放射治疗，脑瘤、直肠癌的术后放射治疗等。这类放射治疗的特点是剂量通常较根治性放射治疗略低，患者获长期生存希望较大，制订治疗计划时亦应全面考虑。

什么是术前放射治疗？

术前放射治疗是综合治疗的一部分，就是在手术前进行放射治疗。

1. 术前放射治疗的作用

（1）缩小肿瘤体积，提高手术切除率。

（2）缩小手术范围，提高器官功能保存率。

（3）消灭显微病灶，减少局部复发率。

（4）降低肿瘤细胞活力，从而降低局部种植率和远处转移率。

2. 术前放射治疗与手术的间隔时间　目的是为避免放射治疗后间隔时间过长造成放射区内纤维化，粘连加重而致手术困难。放射治疗剂量过大也可使创口愈合时间延长甚至难以愈合，因此需掌握放射治疗与手术的间隔时间，一般以 2～4 周为宜。

3. 术后放射治疗的指征　术后放射治疗的指征：手术局部有残留的肿瘤或复发危险性大的肿瘤患者。术后放射治疗的时间应尽量缩短，一般宜在术后 2～4 周进行，避免肿瘤细胞再增殖、肿瘤生长、乏氧细胞增多、纤维瘢痕过多等因素降低疗效。术后放射治疗可提高疗效，减少复发。

什么是姑息性放射治疗？

姑息性放射治疗是指减轻患者痛苦，尽量延长患者生存时间的放射治疗。其目的是使肿瘤缩小或阻止肿瘤生长，使患者免除严重的合并症或解除已出现的急性症状。适应证如下：

1. 已有远处转移的肿瘤，若对放射敏感则原发灶给予姑息性放射治疗。

2. 因肿瘤引起的出血、神经系统症状、疼痛、梗阻、咳嗽等，可用姑息性放射治疗消除或预防上述症状的发生。

3. 因肿瘤转移出现的脑、骨或其他部位转移灶的放射治疗。

什么是综合性放射治疗和同步放射治疗、化学药物治疗？

1. 综合性放射治疗　即根据患者的机体情况、肿瘤的病理类型、侵犯部位和发展趋势，合理而有计划地综合应用现有治疗手段，以期较大幅度地提高生存率和生活质量。

2. 同步放射治疗、化学药物治疗　化学药物治疗当天同步应用放射治疗被称为同步放射治疗、化学药物治疗。若同步治疗中，放射治疗疗程分段进行称间歇性同步治疗，反之称持续性同步治疗。同步治疗缩短了总疗程，减少了肿瘤细胞治疗过程中加速再增殖及耐药肿瘤细胞亚群出现的概率，肿瘤杀灭效应较强。

放射治疗的疗程和时间如何安排？

体外照射时，肿瘤剂量受到皮肤和正常组织耐受量的限制，需选择不同能量的放射线和采用多野照射技术，同时保护正常组织及减少脏器功能损伤，须将总剂量做适当分割，即将一个疗程定为4～6周，每周照射5次，每日1次称常规分割法。近年来有人采用每日照射多次，2～3周为1个疗程，称超分割法。X刀、伽马刀等放射治疗可在1～5天完成。

放射治疗的流程有哪些？

普通放射治疗的流程包括放射治疗前准备、体位固定、CT模拟扫描、靶区和正常组织勾画、放射治疗计划制订、确认和实施、质量控制和质量保证、放射治疗疗效评估。三维适形或调强放射治疗的流程包括放射治疗前准备、体模制作、CT模拟定位、图像传输和三维重建、靶区范围和危及器官勾画、放射治疗计划制订、确认和实施、质量控制和质量保证、放射治疗疗效评估。

放射治疗在宫颈癌治疗中有何地位和作用？

放射治疗是宫颈癌的主要治疗手段之一，适应范围广，各期均可应用。高龄及不宜手术的早期癌（主要指临床分期为Ⅰ～Ⅱa期的宫颈癌）及原位癌可行放射治疗，疗效好。中晚期宫颈癌（指临床分期为Ⅱb～Ⅳ期的宫颈癌）的综合治疗中，放射治疗仍处于主导地位，近年来的临床研究证实以顺铂为基础的同步放射治疗、化学药物治疗使各期相对死亡危险率降低了30%～50%。

宫颈癌放射治疗的方式有哪些？

宫颈癌放射治疗以腔内照射配合体外照射的方法应用最普遍。一般需要腔内与体外放射治疗相结合，才能达到理想的疗效，达到根治的目的。腔内照射：主要照射宫颈的原发区域；体外照射：主要照射宫颈癌的盆腔蔓延和转移区域。

宫颈癌放射治疗的适应证是什么？

1. 术前放射治疗
（1）Ⅰb期宫颈癌，有较大的外生性肿瘤。
（2）Ⅱa期宫颈癌累及阴道较多。

（3）病理检查为细胞分化差，Ⅲ级以上。

（4）黏液腺癌、鳞腺癌等。术前放射治疗的目的在于使肿瘤缩小，增加手术切除率；减少手术引起的癌细胞播散。主要采用腔内放射治疗，少数配合进行全盆腔体外照射。术前腔内放射治疗一般给腔内放射治疗量的 1/3～1/2。

2．术后放射治疗

（1）盆腔或腹主动脉旁淋巴结有癌转移。

（2）病理检查血管、淋巴管有癌栓。

（3）手术不彻底者。术后放射治疗为补充手术的不足，主要采用体外照射，一般给组织量 45～50Gy。如术后明显肉眼残留，则照射量应接近根治性照射量。

子宫内膜癌放射治疗有哪些适应证？

放射治疗作为子宫内膜癌的综合治疗手段之一，包括腔内放射治疗和体外放射治疗两种方式。单纯腔内放射治疗适用于不适宜或不愿手术的早期癌患者。单纯体外放射治疗较少用于子宫内膜癌，但晚期子宫内膜癌因阴道及盆腔浸润较广泛而不宜手术，且腔内放射治疗亦有困难者，或局部尚属早期，但患者一般状况不适宜手术或腔内放射治疗者，可行全盆腔放射治疗。术前放射治疗用于子宫体增大或宫颈受累的Ⅰ、Ⅱ期患者，多主张术前全量腔内放射治疗，完成腔内治疗后 8～12 周手术。

1．高危患者：恶性行为高的病理类型（浆液性乳头状腺癌、透明细胞癌、鳞腺癌、乳头状腺癌等）、G3、肌层浸润超过 1/3、累及宫颈者。

2．盆腔有残留或可疑残存病灶。

3．术后标本检查，肿瘤切缘不净或疑有肿瘤残存及切缘离肿瘤近者。

4．阴道残端预防照射。

5．盆腔或腹主动脉旁淋巴结阳性者。

放射治疗在外阴癌治疗中有何地位和作用？

外阴癌的主要治疗方法是手术治疗为主的综合治疗，放射治疗主要用于术前放射治疗及术后放射治疗，部分不能手术者采用根治性放射治疗。大量研究证明了顺铂（DDP）及氟尿嘧啶（5-Fu）在外阴癌同步放射治疗、化学药物治疗中的地位，因此目前大多数的外阴癌均采用同步放射治疗、化学药物治疗。外阴癌的术前放射治疗、化学药物治疗主要用于部分肿瘤较大，累及重要器官，如肛门、尿道，使得手术难以完成或造成重要器官功能丧失的晚期患者。在术前给予放化学药物治疗，使病变得到控制或缩小，为患者创造手术机会，并一定程度上缩小手术范围，尽量保留肛门及尿道功能等，从而减少术后并发症，提高患者的生活质量。外阴癌的术后放射治疗主要用于有病理高危因素的患者，术后辅助放射治疗及化学药物治疗的使用，显著降低了患者的复发率，提高了患者的生存率。有下列情况的患者均需接受术后放射治疗：

1．手术无瘤边带＜8 mm。
2．淋巴脉管受累。
3．肿瘤浸润深度＞5 mm。
4．有腹股沟淋巴结转移。

放射治疗前的患者需要做哪些常规准备？

治疗前简明扼要地向患者介绍有关放射治疗的知识、治疗前要做的准备工作、治疗中常见的副作用及需要配合的注意事项。可为患者提供图文并茂的放射治疗宣教手册，陪同患者到放射治疗科参观，并说明放射治疗时工作人员不能留在治疗室内的原因，但仍可在操作台监测，消除患者的恐惧心理，使其积极配合治疗。另外，放射治疗前需要处理严重内科合并症，并治疗已经存在的肿瘤合并感染、出血等，使患者达到能够耐受放射治疗的条件，如果便血不严重，可以直接放射治疗。因贫血会影响放射治疗的疗效，因此应积极在放射治疗前止血并纠正贫血。

盆腔放射治疗患者的准备需要注意什么？

对于盆腔放射治疗的患者，治疗会尽可能地保护卵巢和睾丸功能，有生育需求的患者可以在治疗前进行生殖细胞储备。对于生育期女性患者，需要告知放射治疗会导致不孕，性激素水平下降，提前绝经。盆腔炎症患者治疗前应控制感染。此外，盆腔放射治疗的患者在放射治疗定位前 40 分钟到 1 小时排空膀胱，喝 300～500 毫升水充盈膀胱，在复位及每次放射治疗时均采用同样的标准使膀胱充盈，以最大限度减少小肠受照，避免小肠晚期放射性损伤的出现。

宫颈癌患者放射治疗期间的饮食注意事项有哪些？

1．膳食平衡，在保证主食量的同时适当增加高蛋白质和高维生素食物（如鸡蛋、酸牛奶、豆制品、瘦肉、多种深色蔬菜、水果）的摄入量。
2．经口正常进食不能满足营养需要的患者可口服营养补充品（如肠内营养制剂、多种维生素和微量元素制剂），提高对治疗的耐受性，减少不良反应。

3．放射治疗期间禁辛辣刺激食物。因放射治疗导致放射性肠炎的患者，急性期应尽量避免油腻（油炸丸子、炸薯条）、高纤维（如玉米、大麦、豆类、芹菜）、产气多的蔬果（洋葱、笋、萝卜、韭菜、青椒、葱、甜瓜）、刺激性食物（如干辣椒、胡椒等）及碳酸饮料等。可食含粗纤维素少的蔬菜如胡萝卜、西红柿、煮熟的生菜、土豆、南瓜等。腹泻严重的患者需要暂时禁食。

4．放射治疗期间患者应注意多饮水，以利于机体毒素的排泄。

什么是阴道冲洗？

阴道冲洗是利用特制的冲洗装置，通过水位差的压力将配制好的冲洗液输入阴道内，将阴道内及穹窿部位全部冲洗干净，保持局部清洁，预防感染及粘连。

1．注意事项

（1）操作前评估患者的一般状况，包括活动能力、贫血等；意识状态，了解患者合作程度；既往史及阴道出血情况，如经期或阴道内有血性分泌物不宜冲洗，生殖道手术后 1 个月内不宜冲洗等。

（2）冲洗液的温度要适宜，不可温度过高或过低，避免造成患者不适。

（3）冲洗时动作要轻柔，遇阻力不可强行插入或插入过深，冲洗的压力不宜过大，转动窥器要缓慢，以免损伤黏膜。对有外阴部肿胀、充血、溃疡或阴道狭窄者，可用小型窥器冲洗，以减轻患者的痛苦。窥器置入阴道后，要充分暴露穹窿，以免分泌物聚集在阴道穹窿处冲洗不干净。

（4）冲洗阴道时，冲洗头不要对着子宫颈口冲洗，以防冲洗液倒流造成子宫颈内感染加重。

2．阴道冲洗的作用　阴道冲洗后预手术患者阴道细菌检出率大幅降低，由冲洗前 100%降至 2.04%。术前阴道冲洗可以预防妇科恶性肿瘤术后盆腹腔感染的发生，放射治疗使子宫颈局部组织坏死，导致细菌增殖加快。宫颈癌放射治疗过程中每天阴道冲洗，可以清除阴道坏死物质，增加放射敏感性。放射治疗期间行阴道冲洗者宫腔积脓阴道炎、阴道粘连、盆腔炎、阴道狭窄发生率较未进行阴道冲洗的患者低，阴道冲洗可提高围放射治疗期患者生活质量。

腔内照射或后装治疗的护理包括哪些？

1．对初次治疗的患者，介绍治疗步骤和注意事项，以减轻其紧张情绪，保证操作顺利进行。

2．腔内照射前排空大小便，利于阴道填塞，减少直肠和膀胱的照射受量。

3．腔内照射前监测患者体温，若温度超过 37.5℃，通知医护人员，视情况停止腔内治疗。

4．腔内照射前行阴道冲洗。

5．腔内照射的配合：协助患者取膀胱截石位，做术前准备：用 20%的肥皂水擦洗会阴，再用 0.9%氯化钠注射液冲净，为患者套上无菌套裤，臀下铺无菌巾。准备好无菌器械、敷料，严格无菌操作，配合医生放置阴道放射容器和直肠、膀胱测量管，核对位置，确保无误。嘱患者不能挪动或坐起，防止容器移位和脱落影响照射。

6．治疗过程中密切观察患者治疗情况，询问患者有何不适。如患者因下腹痛而自行改变体位，立即中断治疗，使放射源返回，然后进入后装室做相应处理或变换体位，纠正后再继续治疗。

7．治疗完成后，放射源返回机器，协助医生取出直肠、膀胱测量管。询问患者有何不适，鼓励多饮水，少食多餐，如胃肠反应严重可补充液体。如出现下腹痛、体温高应考虑盆腔腹膜炎的发生，及时通知医生处理。

宫颈癌放射治疗患者的早期并发症有哪些？

早期并发症即治疗中及治疗后不久发生的并发症。包括：

1．全身反应　主要表现为头痛、眩晕、乏力、食欲缺乏、恶心、呕吐及血常规变化等。

2．直肠反应　表现为里急后重、大便疼痛、黏液便、腹泻、便血等。

3．膀胱反应　表现为尿急、尿频、尿痛、血尿、排尿困难等。

4．阴道外阴反应　表现为阴道黏膜充血水肿、疼痛及分泌物增加，外阴局部肿胀疼痛甚至感染，应注意阴道冲洗并保持外阴干燥和清洁。

什么是放射性直肠炎？

放射性直肠炎是指接受盆腔放射治疗的患者出现腹痛、腹泻、肛门坠胀、里急后重、黏液便或血便等临床表现，直肠镜检见直肠黏膜充血、出血、糜烂、溃疡，未见宫颈癌直肠转移。一般分为急性和慢性直肠炎两大类型。急性放射性直肠炎常发生于放射治疗后 1～2 周。随着剂量的增加，肠黏膜可发生充血水肿，血管通透性增加，使液体渗入肠腔；常规照射 4～5 周，肠上皮细胞（隐窝上皮细胞和绒毛上皮细胞）受损坏死而进行性大量丢失，吸收功能随之降低，水分、电解质和蛋白质也进一步丢失。可发生肠蠕动增强和肠痉挛，表现为腹痛和水样腹泻，有时可有黏液便。慢性（迟发性）放射性直肠炎是指放射治疗结束后 3 个月开始由放射线引起的直肠黏膜损伤，多发生在放射治疗后 6 个月至 2 年内，主要是细胞外基质大量沉积和成纤维细胞过度增生，导致闭塞性动脉内膜炎、黏膜下纤维化和新生血管形成，表现为直肠狭窄、排便困难，甚至肠梗阻；病程易反复、迁延，迁延较久者可导致严重贫血、全身衰竭或直肠阴道瘘。

放射性直肠炎发生的因素有哪些？

1. 放射治疗相关因素　放射治疗的总剂量、放射野的范围、放射治疗时程及剂量分割。由于直肠毗邻子宫及阴道，若阴道狭小、腔内放置源位置不当、容器使用及组合不合理、子宫过于前倾或后倾等皆易造成放射性直肠炎。

2. 个体因素　血管闭塞性疾病患者在接受放射治疗后，肠壁血管可进一步发生闭塞，加重缺血，使发生肠壁损伤的机会明显增加。消瘦患者、女性及老年患者接受盆腔放射治疗后发生放射性直肠损伤的比例可能增高。放射治疗时伴有高血压、糖尿病及动脉粥样硬化的患者发生放射性直肠炎的机会也明显增多。

3. 其他因素　虽然联合化学药物治疗能增加放射治疗的疗效，但却加重了放射治疗对周围正常组织的损伤；既往有过腹部或盆腔手术史的患者，由于肠管与盆腔黏着，使被黏着肠管相对固定，不能够随体位的变化而变化，在进行盆腔放射治疗时难以避开照射野，接受射线的量增大，也会增加放射性直肠炎的发生率。

如何预防放射性直肠炎？

健康教育在预防放射性直肠炎中具有举足轻重的作用。研究表明，对宫颈癌患者实施健康教育，可减少放射性直肠炎的发生。如放射治疗前需排空大便，以减少直肠的过量照射；后装治疗中用纱布填塞阴道，勿使施源器移位，避免直肠受过量照射；有盆腔手术史者进行收腹、收缩肛门运动，促进肠蠕动及盆腔器官的血液循环；高血压、糖尿病患者控制血压、血糖的稳定；在放射治疗中及放射治疗后坚持阴道冲洗，及时处理穹窿部的溃疡、坏死或积脓；告知患者定期复查，及早识别和诊断放射性直肠炎，避免晚发性、难治性直肠炎的发生。

急性放射性直肠炎如何护理？

急性放射性直肠炎是宫颈癌放射治疗患者早期并发症之一，多发生在放射治疗 3 周以后，常在第 6 周最重。患者会出现下腹痛、腹泻、下坠感，甚至有里急后重或脓血便。

1. 放射治疗中避免吃刺激、不易消化及产气的食物。

2. 给予患者解释，消除其恐惧心理，按医嘱口服消炎、缓泻药，防止便秘。

3. 保持肛周皮肤的清洁和完整。

4. 观察和记录患者排便的性状、腹痛的性质，防止水、电解质紊乱，出现便血及时处理。

5. 必要时给予药物保留灌肠，常用的药物有思密达、洁维乐、硫糖铝、庆大霉素、地塞米松、中药保留灌肠等。

保留灌肠的注意事项有哪些？

1. **灌肠时机及灌肠液的温度**　保留灌肠一般选择在晚上，晚上睡前灌肠适宜，此时活动减少，肠蠕动减慢，利于灌肠药物的保留吸收。准备灌肠液时温度一般以 39～41℃为宜。

2. **灌肠器具的选择**　放射性直肠炎患者的直肠黏膜充血、糜烂、出血，导管插入时避免对直肠黏膜的再损伤非常重要。因传统灌肠法所用肛管管径较粗，易引起肛门括约肌收缩和损伤直肠黏膜，所以很少选用。可用一次性吸痰管、一次性胃管等，因其光滑、柔软富有弹性，能有效避免药液灌入后立刻产生便意。

3. **体位的选择**　一般取左侧卧位，抬高臀部 10 厘米，可借助重力作用将药液顺利灌入；有研究认为，保留灌肠要根据病变部位及治疗目的确定体位，放射性肠炎病变多在直肠或乙状结肠，应取左侧卧位；晚期宫颈癌肿瘤容易侵及阴道后壁和直肠前壁，腔内放射治疗时此处的照射剂量相对较大，直肠前壁的放射性损伤往往较重，应尽量延长俯卧位时间。灌肠后膝胸卧位是为了抬高臀部肛门，使药液流向直肠深部，以便药物能更多地与病变部位黏膜接触，更好地发挥疗效，患者尽量保持膝胸位 20～30 分钟，灌肠液在肠内保持 2～4 小时或更长。

4. **插管深度选择**　传统保留灌肠的插管深度在 15～20 厘米，该位置在乙状结肠中远段，灌肠液进入容量较大的乙状结肠内，避免了药物直接进入直肠而产生排便反射，减少了对肛门括约肌的刺激强度，同时又能使药液流入肛管的速度减慢，明显延长了药物在肠内的存留时间。亦有研究考虑宫颈癌接受放射治疗后，直肠炎好发的部位多在相当于子宫颈水平面（即直肠下段距肛门 4～8 厘米）的直肠前壁，因此缩短插管深度至 8～15 厘米，采取半俯卧位和半坐卧位交替体位保留药液，可使药液长时间保留在病变部位，更好地发挥疗效。

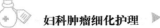

如何护理放射性膀胱炎？

放射性膀胱炎是妇科肿瘤患者最常见的放射治疗反应，多见于宫颈癌的放射治疗，发病率约 9%。放射性膀胱炎的发生与照射量高、个人膀胱对放射线耐受量偏低及设备性能、防护措施等有关。由于放射治疗可引起膀胱黏膜充血、水肿、溃疡、出血，患者会出现尿频、尿急、尿痛、血尿、排尿困难、下腹坠感等症状。患者放射治疗期间，出现尿频、尿急、尿痛、血尿、排尿困难、下腹坠感等症状时，指导患者及时告知医护人员，鼓励患者多饮水，保持外阴和尿道口的清洁，防止逆行感染，必要时应用抗感染药物，血尿者给予止血药物，密切观察病情变化。

如何评价放射性皮肤反应？

根据肿瘤放射治疗组急性放射性皮肤损伤的分级标准：将放射性皮炎分为 5 级：

0 级为照射野皮肤无反应。

Ⅰ级为干性脱皮皮肤发红、脱发、无汗。

Ⅱ级为鲜红色红斑、片状湿性脱皮、中度水肿。

Ⅲ级为严重湿性脱皮、融合大片、凹陷性水肿。

Ⅳ级为皮肤出现溃疡、出血和坏死。

盆腔放射治疗前如何进行皮肤护理？

指导患者穿着纯棉宽松柔软的内衣裤，避免摩擦皮肤；照射野内皮肤保持清洁、干燥。可用温水轻轻沾洗，每日 1 次，避免使用肥皂、含乙醇等刺激性的洗涤用品擦洗皮肤；保持照射野标记清晰；禁止粘贴胶布；指导患者不能搔抓照射野皮肤，也不要热敷，以免损伤皮肤。

外阴或腹股沟出现皮肤反应怎么处理？

根据出现的皮肤反应程度不同给予不同的处理。

1. Ⅰ级皮肤反应　一般不需要特殊处理，可局部使用无刺激性的软膏，如芦荟胶、三乙醇胺乳膏、0.9%等渗盐凝胶等，涂于患处 2～3 次/日。放射治疗会有坏死脱落的组织及分泌物自阴道流出，致使会阴部皮肤潮湿，应选择宽松、柔软、吸湿性强的棉织内裤，保持会阴部干燥，及时更换内裤，坐浴、清洗外阴时动作应轻柔、勿使用肥皂、避免局部过冷或过热刺激，要勤剪指甲，皮肤瘙痒处避免搔抓，以免引起继发感染。

2．Ⅱ级皮肤反应　生理盐水清洁后局部使用溃疡粉或外用表皮生长因子2～3次/日，或外用康复新液，必要时用泡沫敷料外贴保护。

3．Ⅲ级皮肤反应　此时患者的皮肤水肿，出现不同程度的水疱，局部湿性脱皮。首先用生理盐水清创，后涂抹溃疡粉或外用表皮生长因子，促进伤口愈合，然后贴敷吸收性泡沫敷料，可减少皮肤之间的摩擦。

4．Ⅳ级皮肤反应　放射治疗中一般不会发生，一旦发生需要中止放射治疗。

放射治疗期间为什么要每周查1次血常规？

因为放射治疗可引起骨髓抑制，致使周围血常规下降，表现为白细胞下降、血小板减少等。白细胞和血小板下降到一定程度就会对人体产生影响，出现如全身乏力、出血、感染甚至败血症等。所以放射治疗期间至少每周查血常规 1次，以便及时发现和处理问题，保证治疗顺利进行。如发现血常规相关数值降低给予对症治疗，血常规降低期间注意预防感染和出血情况，必要时采取保护性隔离、抗生素及输血等。同时禁用易使血常规相关数值下降的药物。当白细胞低于 3×10^9/升、血小板低于 80×10^9/升，给予治疗的同时应暂停放射治疗，待升高后再行放射治疗。

如何护理放射治疗中血常规下降的患者？

放射治疗会影响造血系统，治疗期间要定期查血常规。当血常规下降时，患者会感到疲倦和劳累，也可能会引起炎症、出血不止或贫血等问题。医生会给予对症升血治疗。在此期间指导患者：

1．每天至少测体温1次，监测体温变化，如体温超过38℃，告知医生。

2．避免到人群聚集的公共场所，尤其避免走近咳嗽、感冒或者有其他炎症的人。

3．用利器时要格外小心，避免损伤和磕碰，再小的伤口也可能滋生细菌。

4．如厕、进食前后要用肥皂洗手，以免散播细菌。

什么是放射性阴道炎？

放射性阴道炎是放射治疗后引起的阴道放射性炎性改变，阴道黏膜充血水肿、粘连，严重者可导致黏膜坏死、脱落；放射治疗晚期则会出现纤维组织增生，造成器官狭窄等。临床表现包括不同程度的外阴瘙痒，阴道干燥、阴道口

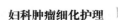

灼痛，阴道分泌物增多，分泌物呈血性、脓性等症状，甚至可能会出现阴道萎缩、粘连及闭锁，表现为阴道狭窄。

妇科肿瘤患者放射治疗期间为什么要进行阴道冲洗？

阴道冲洗能及时清除阴道内肿瘤坏死组织和分泌物，预防阴道粘连，减轻局部炎性反应。接受子宫颈及阴道肿瘤放射治疗的患者不仅要在放射治疗期间进行阴道冲洗，放射治疗结束后 3～6 个月，甚至更长的时间仍需进行阴道冲洗。阴道冲洗能够有效地预防放射性阴道炎、宫颈粘连、宫腔积液等。常用的阴道冲洗液有 0.025%碘伏盐水溶液、3%过氧化氢溶液、1∶5000 高锰酸钾等。

盆腔放射治疗后为什么会出现阴道狭窄？

阴道狭窄是妇女盆腔放射治疗的并发症，因粘连而引起，同时也是阴道穹隆周边黏膜纤维化的结果。阴道粘连直接导致患者性生活质量下降，这可能与患者阴道冲洗依从性欠佳、恢复性生活的时间延迟或未恢复性生活等有关。未行手术治疗的中晚期患者其阴道粘连和狭窄的发生率较高。因此，做好患者的阴道冲洗护理、感染控制及性康复的护理，提高患者阴道冲洗的依从性，及时恢复适当频率的性生活，是防止阴道狭窄及粘连的关键。出院时应告知患者及其家属恢复性生活的时间、重要性，性生活应适度，以不使患者感到腰酸、头晕和疲劳为宜，应注意性生活的卫生，使用润滑型安全套等。年轻患者伴有绝经症状者可用雌激素替代治疗，以保持阴道弹性，同时稳定情绪，保持自我形象，提高生活质量。无性伴侣患者应鼓励其使用仿真阳具每日行阴道扩张以预防阴道狭窄。

宫颈癌患者放射治疗结束后的健康教育有哪些？

1. 保持会阴清洁。指导患者学习阴道冲洗的方法。
2. 鼓励患者多饮水，如有尿意及时排尿，并用加温或有效方法刺激排尿。
3. 出现尿频或突发性血尿及大便伴脓血、下腹坠痛等症状时，及时就诊。
4. 避免辛辣刺激饮食，注意营养。
5. 出院后避免重体力劳动。
6. 性知识指导：放射治疗后 3 个月可恢复性生活，以防止阴道狭窄和粘连。性交困难如干燥或疼痛可用润滑剂。鼓励患者进行提肛锻炼以增加阴道肌肉张力。如出现阴道狭窄，可选择适当阴道扩张器，每日 2 次，每次 10 分钟，20

周为 1 个疗程以防阴道挛缩。年轻患者伴有绝经症状者可用雌激素替代治疗，以保持阴道弹性。

宫颈癌放射治疗患者的远期并发症有哪些？

1. 放射性肠炎　多发生在放射治疗结束后半年至 1 年，根据 RTOG/EORTC 晚期放射性损伤分级标准分为 4 级：

Ⅰ级：轻度腹泻、轻度痉挛、轻度直肠分泌物增多或出血。

Ⅱ级：中度腹泻或肠绞痛，大便＞5 次/日，多量直肠黏液或间断出血。

Ⅲ级：肠梗阻或出血需手术治疗。

Ⅳ级：肠坏死/穿孔、瘘。一般Ⅰ～Ⅱ级放射性直肠炎以非手术治疗为主，可消炎、止血及对症治疗，也可以药物保留灌肠。

2. 放射性膀胱炎　多发生在放射治疗结束后 1 年以上，根据 RTOG/EORTC 晚期放射性损伤分级标准分为 4 级：

Ⅰ级：轻度上皮萎缩，镜下血尿。

Ⅱ级：中度尿频，间断性肉眼血尿。

Ⅲ级：重度尿频和排尿困难，频繁血尿，膀胱容量减少（＜150ml）。

Ⅳ级：坏死/膀胱挛缩（容量＜100ml），重度出血性膀胱炎。对Ⅰ～Ⅱ级放射性膀胱炎，可采用非手术治疗，消炎、止血及对症治疗，保持膀胱空虚，失血多者输新鲜血。重度伤害者，必要时可考虑手术治疗。

3. 盆腔纤维化　大剂量全盆腔放射治疗后，可引起盆腔纤维化，重者可继发输尿管梗阻及淋巴管阻塞，引起下肢水肿。

4. 生殖器官的改变　表现为阴道弹性消失、阴道变窄，子宫颈及宫体萎缩变小，卵巢纤维化则功能消失而出现绝经症状。盆腔纤维化严重者，可引起循环障碍及神经压迫而引起水肿及疼痛。

什么是宫颈癌放射治疗所致的下肢淋巴结水肿？

宫颈癌放射治疗所致的下肢淋巴结水肿是由宫颈癌盆腔放射治疗照射损坏淋巴系统造成的。目前其病理变化的机制仍不十分清楚，在宫颈癌放射治疗中其发生率为 1.2%～49%。研究显示，放射治疗后下肢淋巴结水肿的发生率是未行放射治疗者的 3 倍，其发生与放射治疗剂量、放射治疗时间、放射治疗范围有关。经长期的临床探索发现，将淋巴系统与静脉吻合，可使患者阻塞部位以下淋巴管重新开放，恢复回流功能，可使 50%～60%的患者得到临床缓解。此外，手术切除对治疗淋巴结水肿基本无效。下肢淋巴结水肿难以治愈、外观难看和造成行动不便，给患者生理和心理带来的巨大影响。因此，预防放射治疗引起的下肢淋巴结水肿是医护人员者须重视的问题，也是未来的研究方向。

碘仿纱在宫颈癌放射治疗后并发阴道粘连中如何应用？

放射治疗是中晚期宫颈癌的首要的治疗方法，对患者提高生存率、降低复发率、延长生存时间等方面有重要的意义，患者采取截石体位，按常规消毒外阴部及进行阴道的擦洗，在无菌条件下喷 2%的利多卡因局部浸润麻醉，徒手轻柔逐步分离，粘连严重者一边分离一边喷利多卡因，减轻患者的疼痛，然后填塞碘仿 1 条或 2 条，压迫止血并可分开创面，记录填塞的时间及碘仿纱的数量，72 小时更换 1 次，经 3～5 次处理后再加强阴道冲洗。阴道粘连是严重影响中晚期宫颈癌患者放射治疗后生活质量的并发症之一，特别是年轻患者更为明显，宫颈癌放射治疗后出现的阴道粘连，导致其性交困难，影响夫妻感情，对患者的生活质量造成严重影响。阴道冲洗可清除肿瘤坏死脱落组织，促进受损的阴道上皮细胞的修复，减少粘连的发生。碘仿纱是由乙醚、甘油、碘仿溶液所制成的碘仿纱条，遇到创面分泌物后游离出的二氨乙炔，能保证持久的杀菌、防腐、制止腐败的作用，尤其对厌氧菌的杀灭作用更强。甘油外敷有吸湿功效，能软化局部组织，对组织无刺激性，能吸附阴道的渗出物。使用含碘仿纱固定填塞，可以起到消毒、防止感染的作用。

腹盆腔放射治疗有哪些并发症及防治措施？

放射治疗所致并发症的发生顺序也有不同，以受到辐射 3 个月为节点，可分为急性及慢性放射反应并发症。急性放射反应多出现于放射治疗期间，可导致放射治疗非计划性中断或治疗计划修改，严重影响临床疗效；晚期放射反应潜伏期较长，常造成机体组织器官不可逆损伤，严重影响患者生活质量。

1. 放射性肠炎 急性放射性肠炎是盆、腹腔及腹膜后肿瘤，尤其是子宫颈及前列腺肿瘤放射治疗的常见并发症，其临床表现主要为腹痛、腹泻、便次增多、黏液脓血甚至鲜血便，严重者出现肠坏死、肠穿孔、阴道直肠瘘，甚至导致死亡。

（1）改善肠道营养状态对维持肠道免疫功能具有重要作用。开展早期肠内营养可有效改善放射治疗后机体高分解代谢状态，提高机体免疫功能，保护胃肠道黏膜。

（2）选择性肠道净化和移植。肠道优势菌群特别是革兰阴性需氧肠杆菌的过度繁殖，是诱发肠源性感染的重要原因之一。采用口服不被吸收的抗生素进行选择性肠道净化，可使抗生素在肠道内达到较高的药物浓度，从而选择性清除肠道内酵母菌及革兰阴性需氧肠杆菌，同时保留厌氧菌定植抵抗力，恢复肠道菌群平衡，进而达到预防肠源性感染的目的。

（3）改善免疫功能。采取主动或被动免疫，以改善机体免疫功能，与其他防治措施协同作用，提高防治肠源性感染的效果。

（4）放射致小肠瘘的防护。放射性小肠瘘发生率约占宫颈癌放射治疗患者的 0.2%。瘘多位于距回盲部 15～30 厘米，多发生于放射治疗结束后 5～36 个月，且发生前常伴有腹痛，发生时腹部剧痛、腹膜炎体征明显。如耐受手术者，可行肠段切除吻合术，无法切除者，可给予引流术及静脉营养，亦能有效缓解。

2. 放射性膀胱炎

（1）膀胱灌注：是治疗轻度、中度放射性膀胱炎的有效方法，操作简便，止血效果确切。

（2）尿道电凝术：用膀胱电切镜经尿道对膀胱出血点进行电凝治疗，可有效阻断膀胱内迂回曲张的小血管，防止继发性出血，止血更彻底；同时术中行膀胱内血块清除，更有利于活动性出血点的发现；也可于直视下进行两侧输尿管及膀胱内探查。

（3）氧疗法：高压氧对壁内神经节等支配逼尿肌的神经具有显著的营养及修复功能，可提高逼尿肌稳定性及膀胱顺应性，从而有效缓解因放射治疗所致的膀胱刺激症状；同时高压氧还可作用于膀胱组织，修复受损的膀胱黏膜上皮，减轻黏膜充血水肿及毛细血管扩张，从而改善膀胱出血及血尿症状。

（4）介入治疗法：对于放射性膀胱炎所致的顽固性出血，上述治疗方法效果均欠佳者，采用超选择性双侧髂内动脉分支栓塞术，能根据膀胱血管管径大小，选择适宜的栓塞大小及材料，阻断膀胱动脉至小动脉间的各级侧支循环的血液供应来源，持久性降低盆腔血管系统脉压，止血效果持久。但对合并有严重感染、重要脏器功能障碍及凝血机制障碍者需慎重。

参 考 文 献

蔡胜男，韩克. 2014. 宫颈癌放疗并发症处理的研究进展. 现代妇产科进展, 23（7）：574-576.

陈娇，孔为民. 2015. 宫颈癌筛查方案研究进展. 中国医药导报, 12（14）：27-29.

曹泽毅. 2017. 子宫颈癌. 北京：人民卫生出版社.

黄枝炯，高琨. 2016. 外阴癌放射治疗及进展. 国际妇产科学杂志, 43（1）：80-83.

焦思萌，孔为民. 2015. 外阴癌化疗进展. 肿瘤学杂志, 21（11）：865-869.

金淑平. 2014. 外阴癌放射治疗的临床护理. 护理实践与研究, 11（1）：67-69.

李翔，李曾，曹霞. 2012. 电化疗治疗原发性阴道癌 10 例临床分析闭. 现代肿瘤医学, 20(11)：2410-2411.

李素萍，胡金甫，吴小欣，等. 2017 . 妇产科学. 第 6 版. 北京：人民卫生出版社.

刘红梅. 2012. 育龄妇女宫颈病变的筛查研究. 保健医学研究与实践, 9（2）：61-64.

潘祯，冯素文. 2013. 年轻患者宫颈癌放射治疗预防阴道粘连及狭窄的护理. 中国初级卫生保健, 27（11）：102-103.

孙建衡，蔡树模，高永良. 2011. 妇科肿瘤学. 北京：北京大学医学出版社.

石晓婷，尚菊战，钱英净. 2014. 不同插管深度对药物灌肠治疗放射性直肠炎效果的影响. 中华护理杂志, 49（3）：309-311.

王志启，王建六. 2013. 外阴癌的新辅助化疗. 实用妇产科杂志, 29（4）：249-251.

闻曲，成芳，李莉. 2015. 实用肿瘤护理学. 北京：人民卫生出版社.

吴鸣. 2012. 协和妇科肿瘤手册. 北京：人民卫生出版社.

张为远，吴玉梅. 2012. 宫颈病变与宫颈癌. 北京：人民卫生出版社.

张玉泉，王华. 2015. 临床肿瘤妇科学. 北京：科学出版社.

朱广迎. 2015. 放射肿瘤学. 北京：科学技术文献出版社.

赵慧玲. 2013. 宫颈癌放疗后并发放射性直肠炎的护理进展. 护理研究, 27（5）：1291-1293.